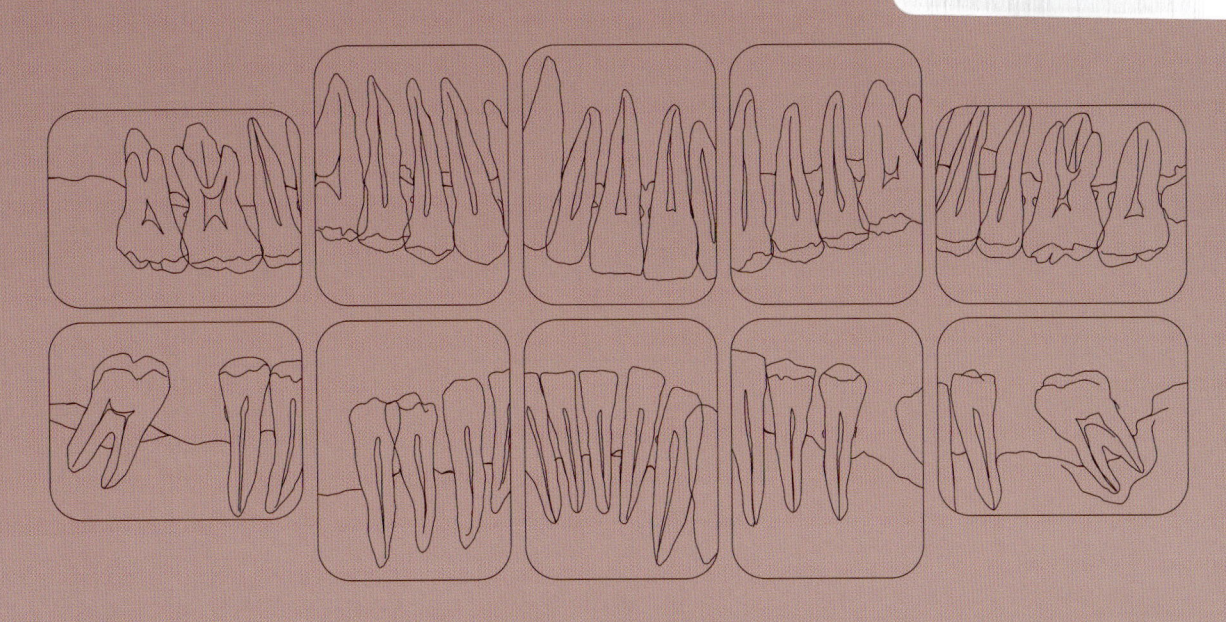

チーム医療に活かす
見る・読む
エックス線写真

[監修]
安生朝子
(藤橋歯科医院)

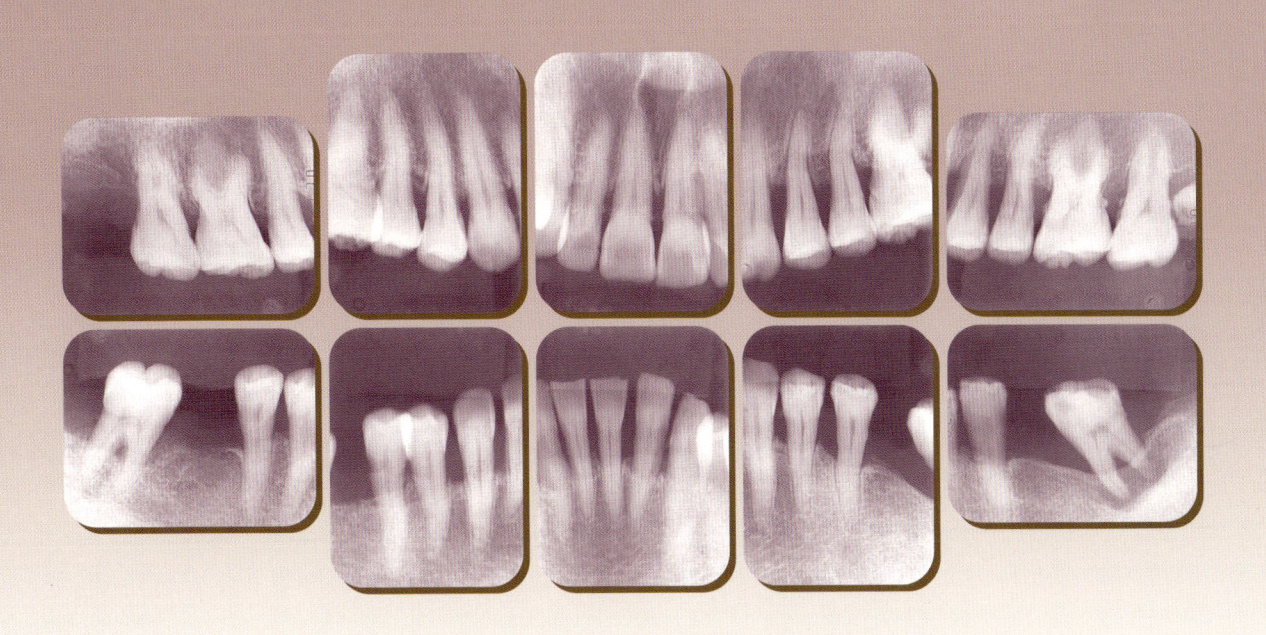

クインテッセンス出版株式会社

クインテッセンス出版の書籍・雑誌は、歯学書専用通販サイト『歯学書.COM』にてご購入いただけます。

PCからのアクセスは…

歯学書 　検索

携帯電話からのアクセスは…

QRコードからモバイルサイトへ

はじめに

　いつごろからだったでしょうか。歯周診査時にエックス線写真が重要だと思えるようになったのは…。そしてスケーリング・ルートプレーニングの際に歯肉縁下歯石の存在を、エックス線写真で確認しながら行うようになったのは…。

　現在は、メインテナンスの診査時、PMTCの際、エックス線写真を準備することが自然なこととなりました。さまざまな歯科疾患の原因を知ろうとするとき、そして治癒の課程を観察しようと思うとき、エックス線写真から多くの情報を得ることができます。

　ところが、卒後間もないころの私は、歯科医師がエックス線写真を凝視するそばで、それを見ても何も見えてはこなかったのです。しかし、私はそれをそのままにしませんでした。歯科医師から学び、先輩歯科衛生士に相談する日々。患者さんの口腔内とエックス線写真を見比べ、歯肉とエックス線写真をいったりきたりしながら、うなずき、悩み、そして感動し、これを自分の力へと変えてきました。いつしか経験を重ねていく中で、エックス線写真が見えるようになり、読めるようになり、考えられるようになり、ときに予知感をも持てるようになった私は、エックス線写真なしの臨床は考えにくいものとなりました。

　さて、私の所属いたしますスタディーグループ『D.Hパトスの会』では、毎月の勉強会を行い18年目を迎えました。あるとき、「エックス線写真から何が見えますか？」という問いかけに、実は見えるはずのものが見ていなく、また見えてはいてもそれをどう捉えていいのかがわからないという壁にぶつかりました。さらにこれは、私たちだけではなく多くの歯科衛生士の臨床の場で起きている現実ではないかという思いがしました。そしてこの度、本別冊「チーム医療に活かす見る・読むエックス線写真」を作ることとなりました。

　つねにチームとしての取り組みをモットーにしている私たちは、歯科医師に助言をいただきながら、多くのエックス線写真を持ちより話し合いました。特に現在の歯科医療においては、メインテナンスの重要性が盛んに話され、MI（ミニマル・インターベンション）ということが最新の流れになっています。とすれば私たちは、歯科医療術者としてエックス線写真読影の判断力を持つことが必要不可欠となります。

　過去を教えてくれるエックス線写真。現在を考えさせてくれるエックス線写真。そして未来を予知させてくれるエックス線写真──。これを患者さんの口腔の健康回復と維持のために、よりよい情報源として使いこなしていきたいものです。

　本別冊が皆様の臨床の悩みに、時にお答えできる、またヒントとなり得ましたら、執筆者一同うれしい限りです。歯科衛生士一人ひとりが、またチームで、ぜひ、ページをめくってくださることを願います。

2004年9月吉日

執筆者代表／監修者

安生朝子（藤橋歯科医院）

—CONTENTS—

Part 1

座談会・歯科衛生士臨床とエックス線写真読影 ——————— 7
―意義・目的・学び―

安生朝子／室　由香利／平塚美香／斉藤直子

Part 2

エックス線写真から見えるもの、読めるもの、わかるもの — 15

- 1　う蝕のエックス線写真像　*16*
- 2　歯周病のエックス線写真像　*20*
- 3　根尖病変のエックス線写真像　*32*
- 4　咬合性外傷のエックス線写真像　*36*
- 5　歯根破折のエックス線写真像　*40*
- 6　外傷のエックス線写真像　*42*
- 7　不適合補綴物のエックス線写真像　*44*
- 8　埋伏歯のエックス線写真像　*48*
- 9　歯の移動時のエックス線写真像　*50*

CONTENTS

10 移植歯のエックス線写真像 *54*

11 インプラント治療のエックス線写真像 *56*

Part3

症例集 — 61

1 歯肉縁下に多数のう蝕が確認できる症例 *62*
松田歯科クリニック

2 成人性歯周炎の症例 *66*
藤橋歯科医院

3 破壊進行性歯周炎限局型の症例 *70*
藤橋歯科医院

4 破壊進行性歯周炎移行型の症例 *74*
藤橋歯科医院

5 多数の垂直性骨吸収に苦慮した症例 *78*
松田歯科クリニック

6 広汎性慢性歯周炎の症例 *82*
松田歯科クリニック

7 全顎的な補綴処置が必要な症例 *86*
近藤歯科医院

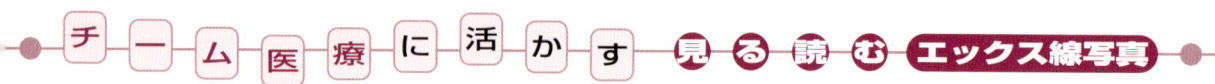

執筆者一覧

監修

安生朝子

執筆

藤橋歯科医院
- 藤橋　弘
- 安生朝子
- 古澤佐代子
- 島内庸子

松田歯科クリニック
- 松田　究
- 小野川こずえ
- 荒井和美
- 平塚美香
- 小川美幸

近藤歯科医院
- 近藤浩文
- 室　由香利

渡辺歯科医院
- 渡辺和志
- 斉藤直子
- 中山智子

和田矯正歯科
- 和田昌久
- 青山　詩

インプラントセンター・九州
- 中村社綱

寺西歯科医院
- 寺西邦彦

Part 1

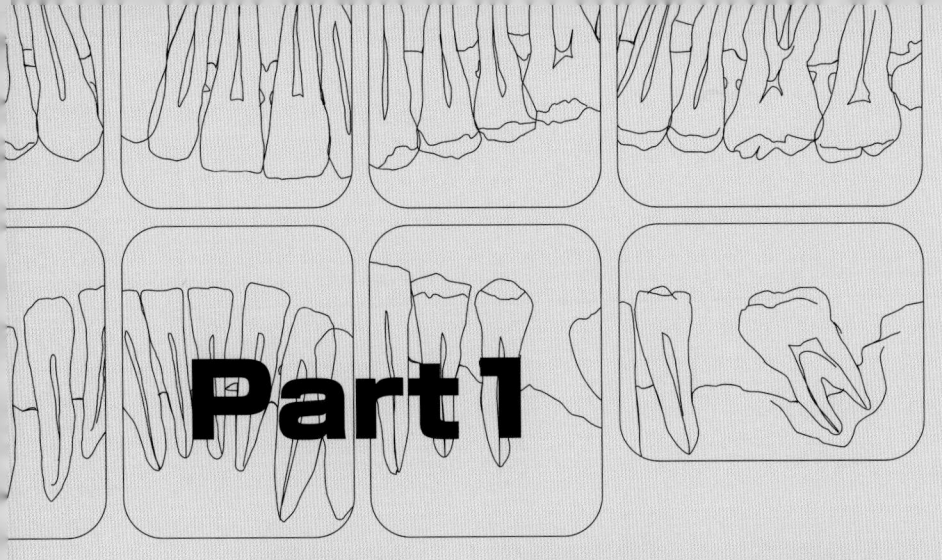

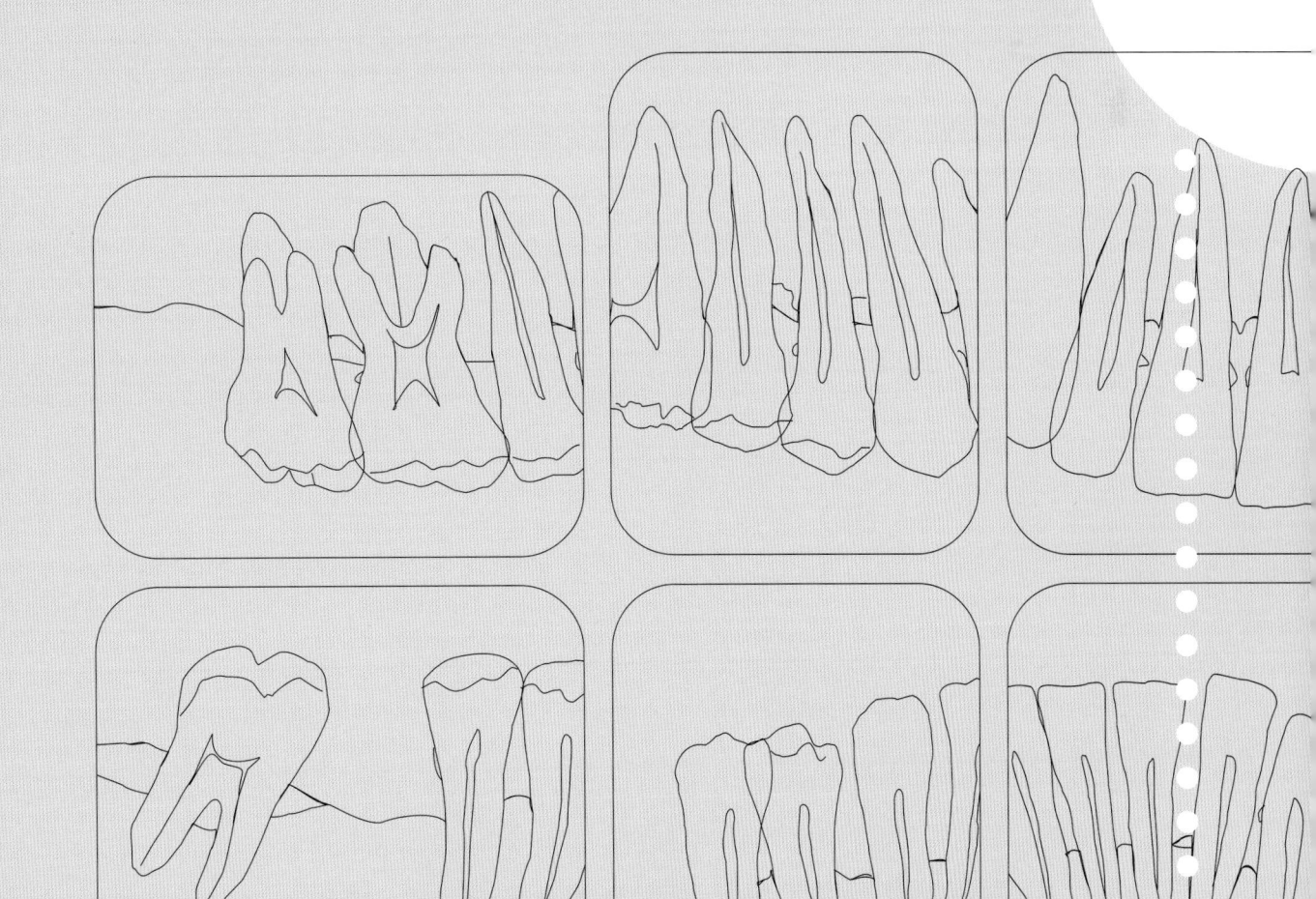

座談会・歯科衛生士臨床と
　　エックス線写真読影
　　　―意義・目的・学び―

安生朝子／室　由香利／平塚美香／斉藤直子

チーム医療に活かす 見る読む エックス線写真

座談会座長から。

　エックス線写真は、私たちの臨床において非常に有益な情報を提供してくれる、切っても切れない重要なものであると思います。実際、診査、診断、基本治療時やメインテナンス時、そして患者さんに説明させていただくときなど、さまざまな場面で私たちの臨床に密接に関係していますね。

　しかし、本当に臨床現場で有益な情報源として活用していくためには、エックス線写真を「見る」から「読める」に、「読める」から「使える」ようにならなければならないでしょう。ではどうすればエックス線写真を臨床で活用できるようになるのでしょうか。

　私たちが所属しているスタディーグループ・D.Hパトスの会では、日々さまざまなことを学びながら歯科衛生士臨床の向上に努力していますが、その中の一つに、エックス線写真読影、エックス線写真を臨床にどう活かすか、ということに多くの時間を割いてきました。ベテラン歯科衛生士もいれば伸び盛りもいて、また新人もいるスタディーグループの中では、1枚の口腔内写真、エックス線写真からでもそれぞれのレベルにあった多くの発見があり、また臨床のステップアップにつながるヒントを誰もがキャッチし、そして明日からの臨床に活かしています。

　この座談会では、そんなD.Hパトスの会のメンバー3人と共に、エックス線写真を臨床にどう活かしてきたのか、そして活かすために私たちはどんな自己研鑽を積んできたのかをもう一度振り返ってみたいと思います。

　エックス線写真を臨床で活かすと言っても、誰も最初から活用できるものではありません。それは日々の努力、自己研鑽、そして仲間との学びを含む臨床経験の積み重ねによって培われてくるものです。

　読者の皆さんにとっても、この座談会が自身の歯科衛生士臨床を振り返るきっかけになれば幸いです。

見えないものが見える。それがエックス線写真。

安生　さて、私たちの臨床においてエックス線写真は非常に重要な情報を提供してくれるものですが、エックス線写真から読めること、臨床において考えることなどを、症例を通じて検討してみませんか？

平塚　それでは私のケースから見ていただけますか。

　症例1は、27歳男性、6⏋残根の疼痛を主訴に来院されました。口腔内写真（図1-a）に示したとおり、歯石が沈着していますので、「歯周病の検査の一つとして骨の状態を確認したほうがいいでしょう」と説明し、エックス線写真を撮影させていただきました（図1-b）。全顎的に骨の吸収像が確認できます。27歳という年齢にしては、骨の吸収スピードが比較的速いことがわかりました。

安生　なるほど。1⎮1、1⎮1、6⏋近心の骨の吸収の状態から、若年性歯周炎から移行してきたものかもしれませんね。

平塚　はい。私たちもそう考えました。それでは次に症例2を見てください。

　症例2の患者さんは、6⏋歯牙破折と大臼歯の動揺を主

安生朝子
藤橋歯科医院
歯科衛生士
経験年数22年目

症例・1

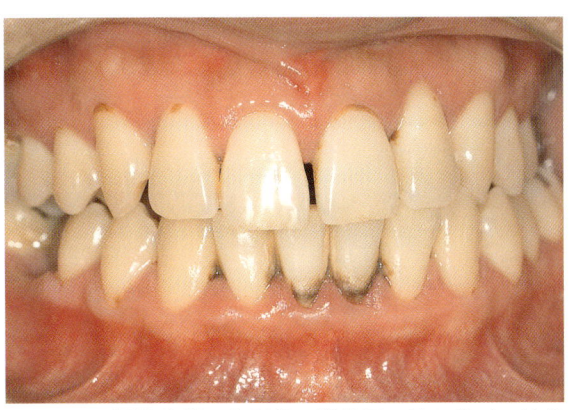

図1-a　下顎前歯部に歯頸部、隣接面に及ぶ歯石の沈着が確認できる。

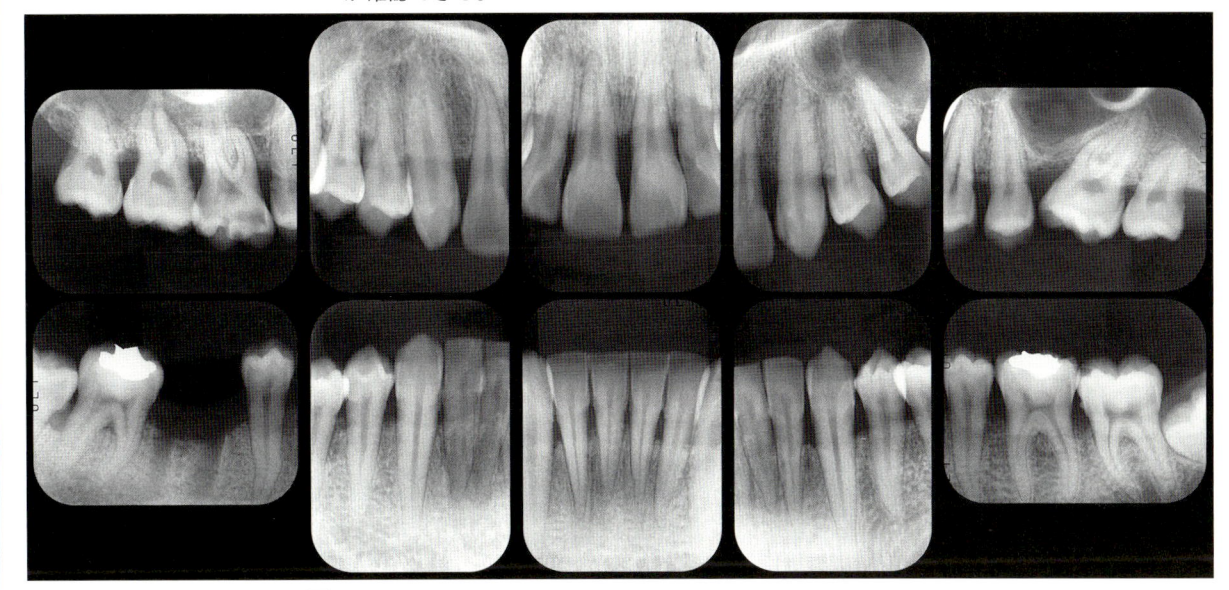

図1-b　6̲は喪失しており、̲6̲はう蝕の進行による残根状態で抜歯となった。全体的な骨吸収像が確認できる。

訴に来院された35歳の男性です（図2-a～c）。口腔内視診では、歯間乳頭もあり、プラークの付着も歯肉の炎症もそれほどではありませんでした。しかしエックス線写真を撮影してみると、左右上顎、特に臼歯部の骨吸収が著しいことがわかりました（図2-d）。

室　一見すると、歯周病もそれほど進行していない、と感じてしまう口腔内ですよね。

平塚　そうなんです。症例1のように、歯石がたくさん付着していて、炎症も随所に見られるのであれば、直感的にポケットも深いだろうとプロービング時にイメージできるんですが……。

室　歯間乳頭もあってプラークコントロールもしっかりとしていると、プロービング時に「そんなに深くないだろう」という意識が働いてしまいますね。

平塚　そうなんです。視診だけを頼りにウォーキングプロービングしていても、深いポケットを見逃して誤った値を読んでしまうことがあるんです。そしてエックス線写真を見て、はじめて「こんなに深かったんだ」と。そして測定しなおすと、やっぱり深いのです。

斉藤　わかりました。口腔内の炎症や見た目の印象だけで骨吸収の想像ができる患者さんもいれば、エックス線写真を見てはじめてその状態がわかる患者さんもいる。

症例・2

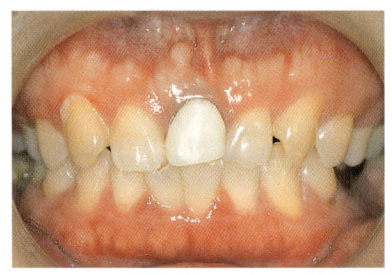

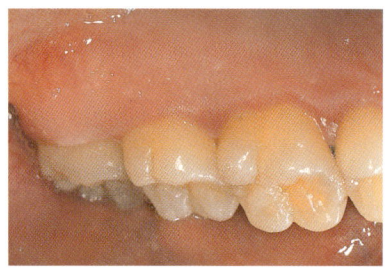

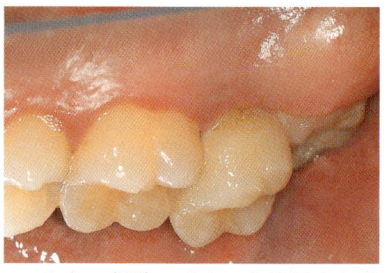

図2-a〜c 歯頸部のプラーク付着、歯肉辺縁の発赤が見られるが、歯間乳頭は残っており、視診ではさほど歯周病が進行しているようには見えない。

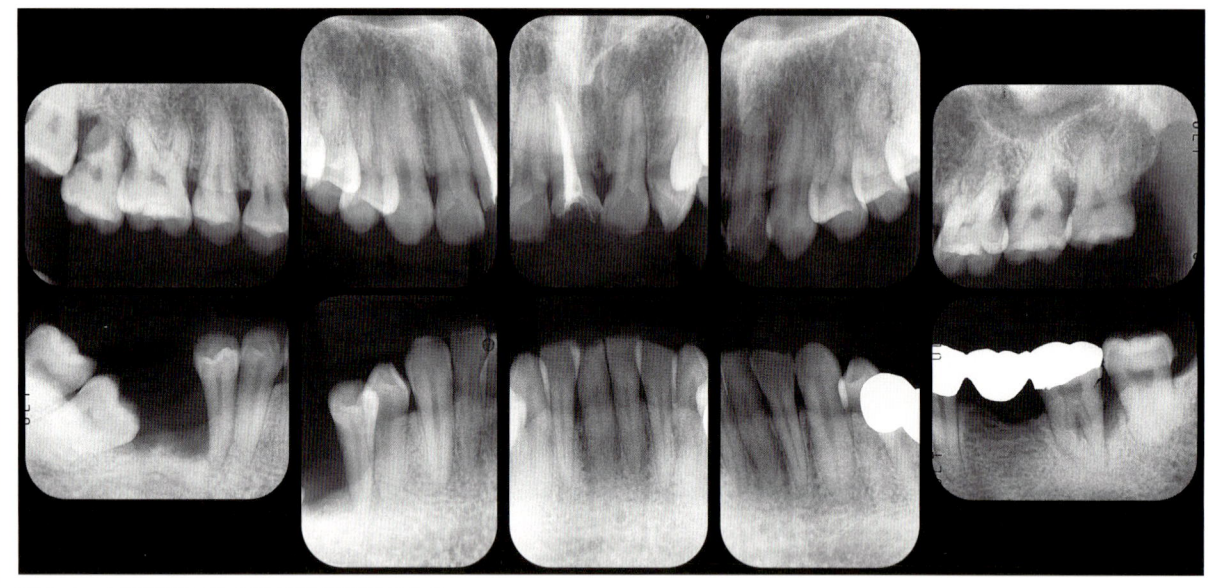

図2-d 大臼歯部の骨の吸収像が著明である。

症例・3

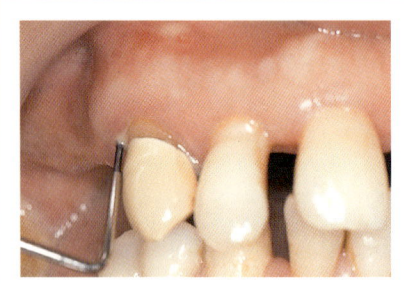

図3-a 3┘プロービングの状態。8mmの歯周ポケットが存在、プローブの挿入と共に排膿した。

図3-b エックス線写真像。遠心に透過像が見られる。破折線は確認できない。

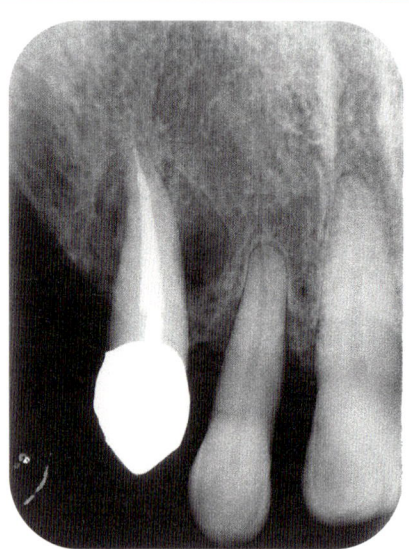

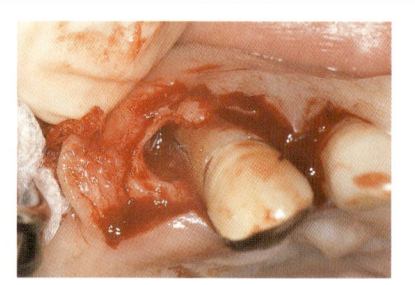

図3-c 外科処置時、破折線が確認できる。

でも両者共に、視診だけでは「思い込み」が生じてしまうかもしれない。そこでエックス線写真をしっかりと読むことで、ある程度予測ができ、十分注意しながら見落とすことなくプロービングを行うことができるんですね。

安生 「深いポケットがある」ということを知らなければ、患者さんに誤った結果を伝えてしまうかもしれませんね。平塚さんの2症例は、正確なプロービングを行うためには、エックス線写真を見ながら行うことが重要であるということを教えてくれますね。

エックス線写真でも原因がわからない。だからこそ、読み込み、原因を探る。

室 今度は私のケースを見てください。症例3は、64歳男性の患者さんです。約5年間前任の歯科衛生士が歯周治療後メインテナンスを担当しておりましたが、現在は私が担当しております。前任者の記録には特に記載されていませんでしたが、3｜頬側遠心に8mmのポケットが認められ、排膿していました（図3-a）。

安生 斉藤さん、このような患者さんが来院されたとしたら、あなたならどんなことを考えますか？

斉藤 まずポケットの深さ8mmと排膿していることから、歯周病であると考えます。そして、患者さんにはプロービングのデータと排膿の状態を確認していただき、「ここが健康ではない」ということを説明します。そして、ポケットの細菌叢が悪い、すなわち歯肉縁下歯石の存在を考えて、スケーリング・ルートプレーニングを行います。

安生 普通、そう考えるでしょうね。

室 しかし歯周治療が終わってメインテナンスに入っている患者さんですので、プロービング時に根面の粗糙感もありませんでしたし、エックス線写真像からも歯石のとり残しは確認できませんでした。

平塚 室さんはどう考えたのでしょうか？

室 エックス線写真像（図3-b）では歯根に破折線も見えませんし、セメント質剥離ではないかとも歯科医師と考えたわけです。

安生 そうですね。このエックス線写真を見る限り、単なる歯周疾患で骨吸収した像とは違うと思いますね。3｜近心の骨は、鮮明とはいえないまでも骨頂のラインは見えます。遠心もうっすらですが骨頂が確認でき、その下に骨の透過像が見えます。これがこのエックス線写真のポイントですよね。

室 はい。歯科医師といろいろ検討しました。明らかな原因が見えないので、より詳細にエックス線写真を読み込み、一つひとつ可能性を除外していきました。患者さんの協力が得られましたので、確定診断を出すためにも、外科処置をすることとなりました。すると、ここに破折線がありました（図3-c）。

安生 エックス線写真読影という観点では非常に難しい症例ですが、原因を追求していくという観点から、とても勉強になるケースですね。

室 そうなんです。エックス線写真をパッと見たところ、骨が粗でありプロービング値もやっぱり深い。排膿もある。するとどうしてもキュレットを握ってしまうことが多いと思うんです。私もそんな一人でした。でも今は、常に「これは歯周病？」と考えるようにしています。原

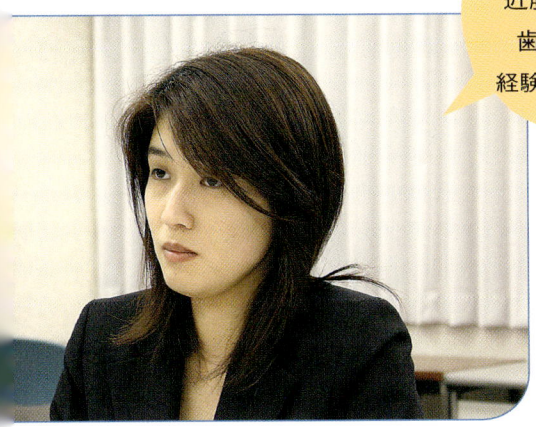

室　由香利
近藤歯科医院
歯科衛生士
経験年数11年目

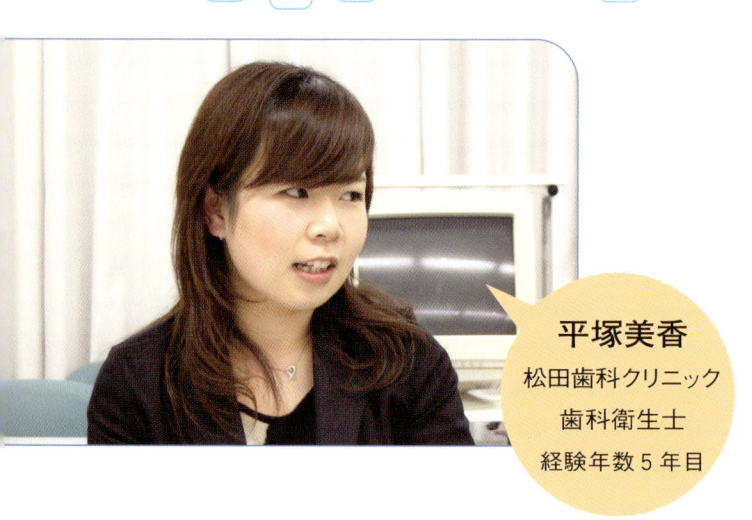

チーム医療に活かす 見る 読む エックス線写真

平塚美香
松田歯科クリニック
歯科衛生士
経験年数5年目

因がすぐにはわからない吸収像もたくさんあるんですね。

斉藤 勉強になります。

室 口腔内が変化するということは、何か原因があるわけです。その原因を見つける手段として、エックス線写真は絶対になくてはならないものだと思うんです。しかし、ただ手元においてあるだけでは意味がない。しっかりと読み込み、原因追求することが大切だと思います。

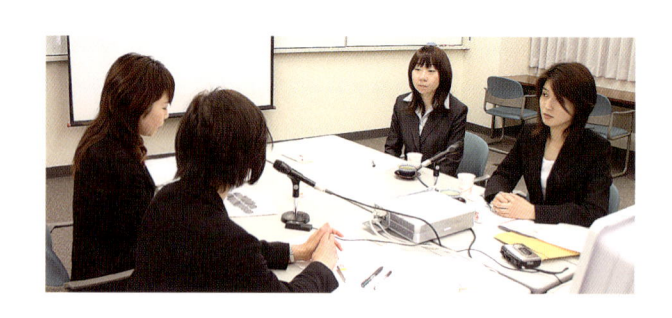

エックス線写真の目的は、診査・診断だけではない。

安生 さて、これまで「診査・診断の質、確実性」という観点からエックス線写真読影を検討してきましたが、他にも「エックス線写真ならでは」として皆さんの臨床で活用されている例はありますか？

平塚 そうですね。現在当院では4名の歯科衛生士が勤務しておりますが、全員が患者さんへの説明ツールとして、エックス線写真は欠かせないものとなっています。まず患者さんに「ここに歯槽骨がありますよ」などと読み方を説明したのちに、う蝕の透過像を説明したり、乳歯列の下に後継永久歯がきちんとあることをお子さんやお母様に説明したりと、活用しています。ご自身の現状を知っていただき、関心を持っていただいて、それを踏まえてから治療方針を一緒に決めていこう、ということです。特に修復物のマージン不適合などを説明するときには、エックス線写真がないとできません。

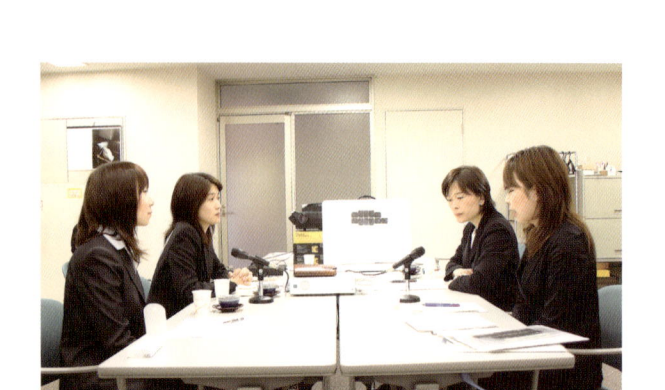

安生 「不適合マージン」そして「マージンが整いました」といっても、患者さんにご理解を求めるのは非常に難しいですよね。

平塚 患者さんにとっての満足度の高い治療は、やはり「見た目がきれい、噛めるようになった」ということが多いです。しかしエックス線写真を用いて歯の形態や歯根からの立ち上がりなどを説明することで、不適合マージン部のリスクを伝えることができます。

斉藤 痛みなど患者さんの訴えのある部位のエックス線写真を撮影することはありますが、補綴治療後にエックス線写真を撮影することはあまりしていないかな、という感じです。

安生　初診時、基本治療終了再評価診査時、最終補綴物装着後など、治療の経時的な流れの各ステップでエックス線写真は撮影されますよね。その中で、例えば骨レベルの変化、歯根膜腔はどうか、補綴修復物マージン部は変化していないかなどを見ていき、その度ごとに情報提供をしていくといいと思いますよ。

例えば、ブラッシングしやすい形態に修正しました、フロスが通しやすいでしょう、自浄作用を考慮した形態ですなど、エックス線写真があれば、もっとわかりやすい説明ができると思いますよ。

室　私の医院でも、撮影したエックス線写真はすべて患者さんに見ていただくようにしています。「他の部位よりここのポケットが深いので、私たちのサポートが必要です」という説明にも、プロービング値だけではなく、エックス線写真があれば明確に骨吸収を説明できますので、ご理解いただくためには効果的でしょう。

安生　長年にわたるメインテナンスのなかでの話ですが、「プラークの付着」という点では、かならずしもいつもそれを指摘する必要はないと思うんです。しかしエックス線写真に写ってくるような変化は、その日のうちに解決の方向性を考えておかなければならないものだと思います。理由なき現症はありませんし、その理由を知る手段としてエックス線写真がありますから、患者さんにもシビアに「ここに問題がある」と伝えますね。

読影の勉強の翌日は、臨床が熱くなる。そして読みたくなる。読めるようになる。

安生　エックス線写真は、卒業後だれもがすぐに読影できるというものではないでしょう。日々の勉強やトレーニングが大切でしょう。皆さんはどんなトレーニングをされていますか？

斉藤　私は診療室こそ、学ぶことができる場所だと思います。私の医院では、エックス線写真を撮影した後、院長先生から「どう思う？」と聞かれるんです。

安生　院長先生の答えが先ではなく。

斉藤　まず口腔内を見た段階で、「なんだと思う？」って聞かれるんです。そしてエックス線写真を撮影した後に、「どうだった？」と。もちろん患者さんに説明するうえで院長先生に確認はとりますが、まず自分で考えてみることからはじまる、ということですね。

平塚　院内勉強会やD.Hパトスの会で、歯周組織や歯周病の状態などを勉強した後は、診療室で患者さんのエックス線写真を見ると「これが勉強会で言っていたことか」という発見があって、読影が楽しみになりました。

斉藤　私もそうです。勉強会翌日の診療室はみんなテンションが高くて（笑）、「これは！」という何かがあって先生に聞いていると、手が空いている人はささささっと集まってきます。

平塚　私たちも朝のミーティングのときに、「そういえば昨日のあの患者さん、こうなっていたよね」って、みんなでエックス線写真を確認しあいますよ。

安生　臨床の場ほど、勉強になるところはないですよね。常に口腔内とエックス線写真が見られる状況にありますし、患者さんとのお付き合いが長くなればなるほど、その変化というものにもいち早く気づくことができますし。

平塚　「ここでどういったことが起こっているのか」ということを考える時間も必要だと思います。わからなければ、本を調べたり、先生に確認するなどをくり返すこ

斉藤直子
渡辺歯科医院
歯科衛生士
経験年数4年目

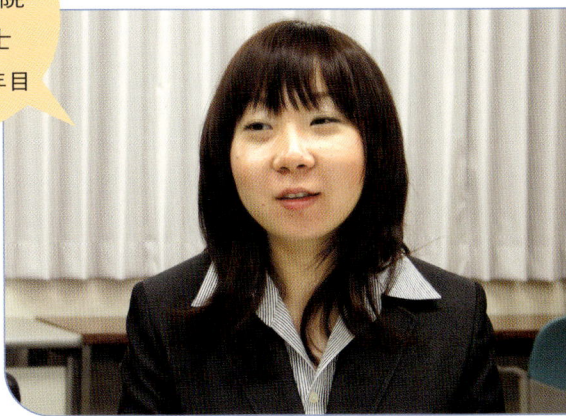

とで、エックス線写真がだんだんと読めるようになりました。そして今は、何よりも読むことが楽しくなってきています。

安生 後輩から相談されることもありませんか？

斉藤 後輩たちも勉強しているからこそ質問があがってくると思います。私自身まだまだわからないことがありますので、「どうなんだろう」と迷うことが多々あるのですが、「私はこう思いますが、先生はどうですか？」と、確認するようにしています。自分の判断ではまちがった情報かもしれませんので、そういったまちがいが起きないように、と思っています。またエックス線写真を読影した際に、自信満々に答えると、先生から「その他にこれも読めるでしょ」と指摘されることが多々あり、エックス線写真を読むうえで、一つ読めたからといって満足してはいけないんだと気づかされます。そして次こそは自分自身で読影できるようにしようと思います。

安生 最初から先生の考えを聞くというのも、自分の発展がないかもしれませんからね。室さんはどう学ばれてきましたか？

室 学校教育の中では、エックス線の講義というと、被曝量であるとか、フィルムの位置付けなどに重きを置かれていることが多いと思います。ですから、『エックス線写真は読むものだ』ということを知ったのは、就職してからです。院長が患者さんと一緒にエックス線写真を見つめ、絵を描き、「むし歯はこの詰め物の下の黒く影になっているところです」「神経を取ったところに、根の先までしっかりお薬が入りましたよ」と毎日繰り返す姿を見て、エックス線写真1枚からこんなにいろいろなことが読みとれるんだなと学びました。エックス線写真に対する真摯な気持ちは、その頃に備わったと思います。その後、1枚のエックス線写真から最大限の情報を読み取れる力をつけるために、講演会、勉強会は大いに役立ったといえます。新人の頃の院長からの学びがあったからこそ、講習会や学会などのエックス線写真の見方が変わったのではないかと思います。

安生 先生の真摯な姿から学ぶ——まさにチームとして学び合える歯科医院ですね。そういった環境や、スタディーグループのように他の医院の症例や考えを吸収できる環境なども、エックス線写真読影技術の向上には必要なのかもしれませんね。

座談会を終えて……

安生 今日はいろんな話をしてきましたが、斉藤さん、明日診療室に戻ったら、エックス線写真、見たいですか？

斉藤 見たいです。気になる患者さんが今浮かんでいます（笑）。今日参加させていただいて、エックス線写真はやっぱり臨床とは切っても切れないもの、欠かせないものであるということを再認識しました。

平塚 私も同感です。状態を見るため、経過を追うため、また患者さんに理解していただくためにも、エックス線写真は欠かせないものであると思います。それには、私たち歯科衛生士がエックス線写真を読影する力を身につけることが必要であると、実感しました。

室 本当に切っても切れないものですよね。しかし、エックス線被曝という意味では、患者さんにリスクを負わせてしまう。だからこそ、医療従事者としての心構え、「常に撮らせていただく」という気持ちをもって、有効活用していきたいと思っています。

安生 「われわれのデータ・情報のため」だけではなくて、すべてが患者さんのハッピーの一つの材料になるためのツールとして、患者さんに適切なケアを行うためのツールとして、エックス線写真を活用することが大切ですね。

　今日皆さんで話したことで、わからなかったこと、考えもつかなかったことなどがあれば、医院に戻られてスタッフの皆さんと話されてはいかがでしょうか。

　今日はどうもありがとうございました。

Part2

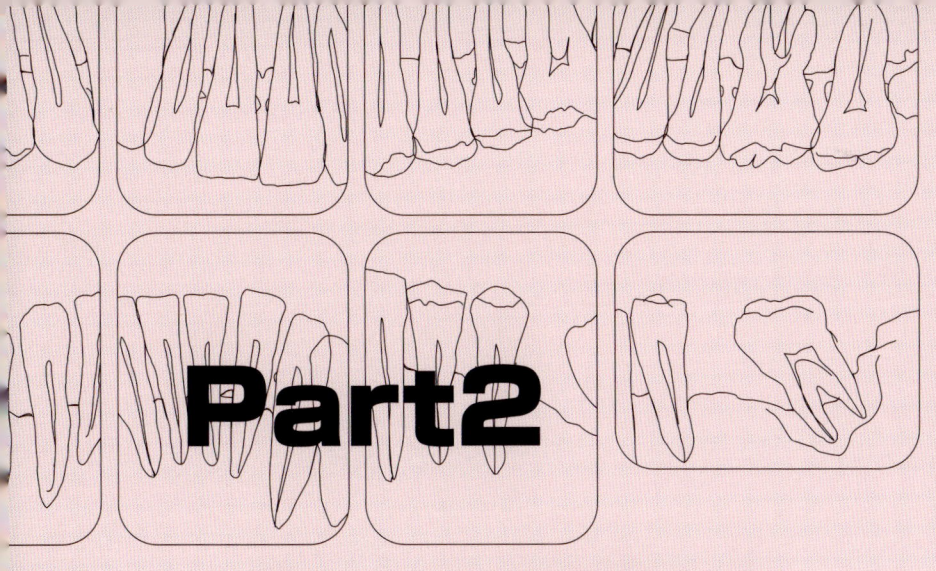

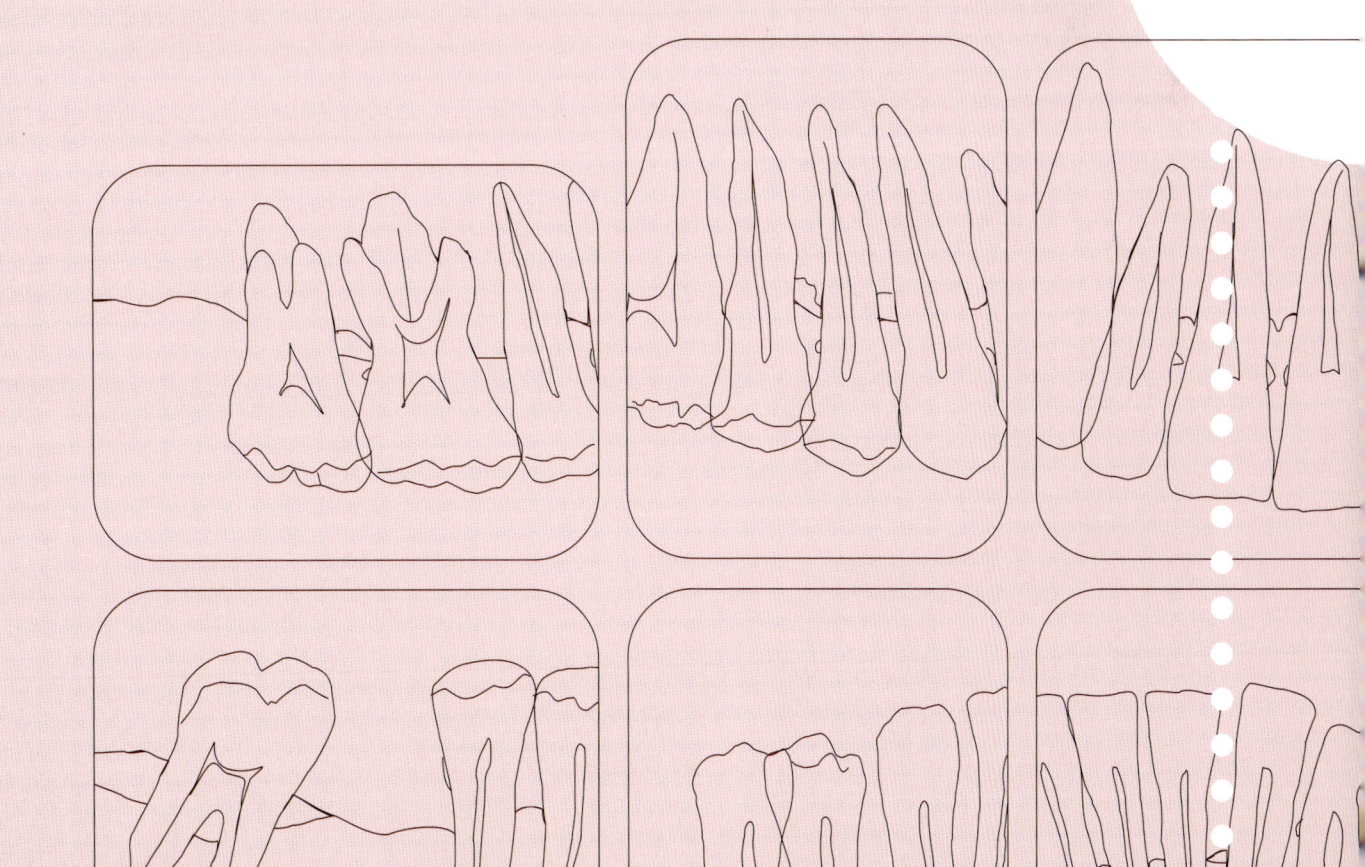

エックス線写真から
　　　　見えるもの
　　　　　読めるもの
　　　　　　わかるもの

Part
2

チーム医療に活かす 見る 読む エックス線写真

1 PART2 エックス線写真から見えるもの、読めるもの、わかるもの
う蝕のエックス線写真像

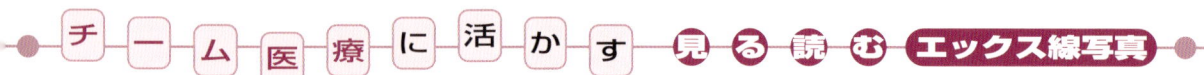

1 エックス線写真像で確認すべきう蝕の病態

　口腔内2大疾患のうち、う蝕は歯周疾患と共に歯科治療の大半を占めています。硬組織ゆえエックス線写真による診査は欠かすことができません。う蝕の診断には近年まで探針が用いられてきましたが、探針の使用がう蝕原性細菌の侵入を助長することがあることから、現在はあまり用いられていません。それゆえ、エックス線写真読影の意義は非常に大きいといえるでしょう。

　読影に関しては、う蝕の方向と広がり方、歯髄との位置関係、修復物との関係、歯肉縁下・骨縁下の深さなどに着目しましょう。メインテナンス等を担当する歯科衛生士は、細菌叢、咬合、生活の変化などに伴うう蝕の発生を、エックス線写真で十分判断し、患者の口腔内の変化をしっかり把握する必要があります。

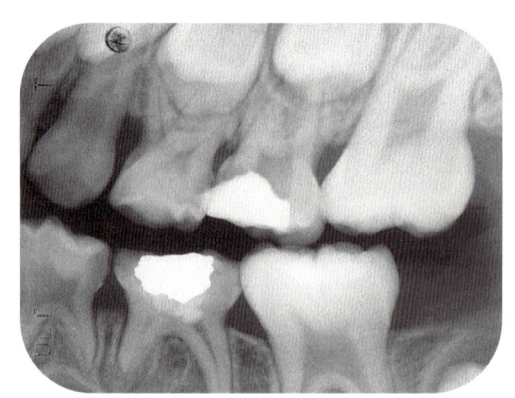

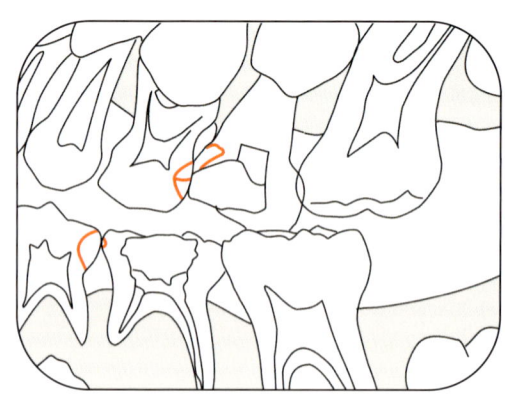

図1-1　乳歯エナメル質の臨界pHは5.7～6.2であり、進行も速いため、注意が必要である。咬翼法で上下顎の乳臼歯隣接面のう蝕が確認できる。

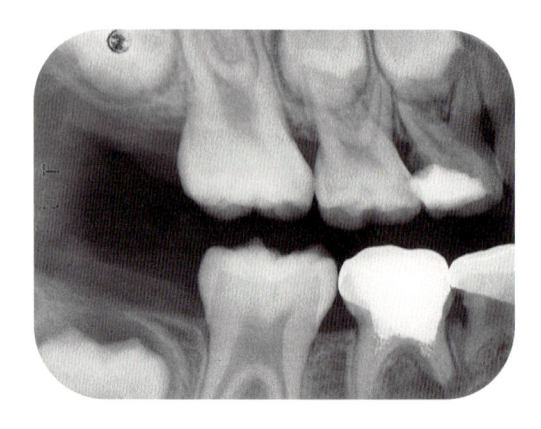

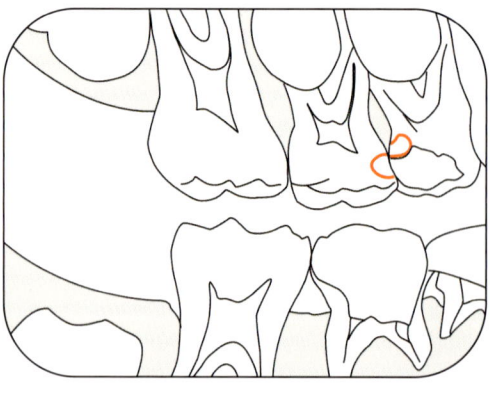

図1-2　D|において充填物直下に二次う蝕、またE|は近心部に隣接面う蝕の透過像を認める。D|においては乳歯冠の不適合の状態も確認できる。

PART2　エックス線写真から見えるもの、読めるもの、わかるもの

図1-3　視診では見落としがちな隣接面う蝕だが、エックス線写真像からは 6 4|、6 5 4| の隣接面の透過像が確認できる。特に臼歯部の初期う蝕には、咬翼法でのエックス線写真像で確認することが有効である。

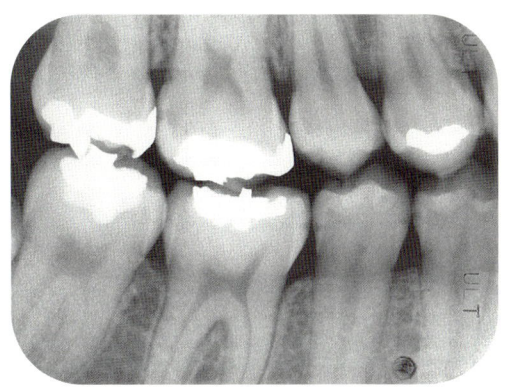

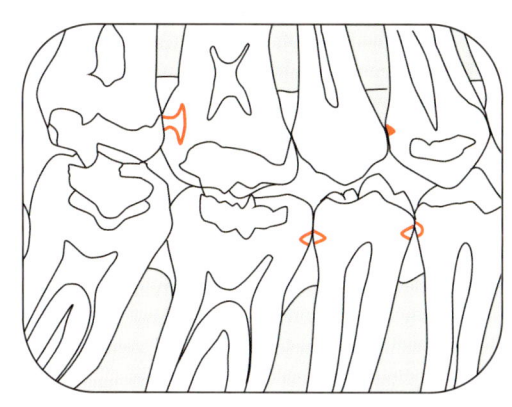

図1-4　7| 咬合面からはう蝕が進行しているように見えない。しかし、エックス線写真像からは 7| の歯髄に近接した透過像が広範囲に認められる。

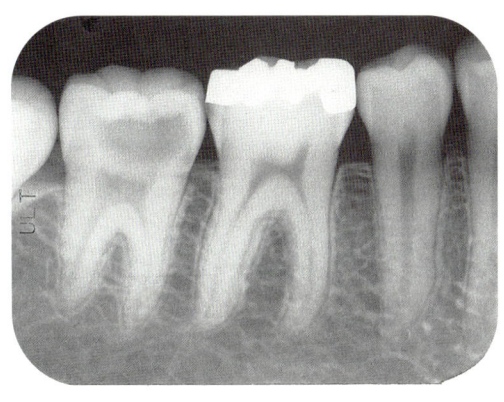

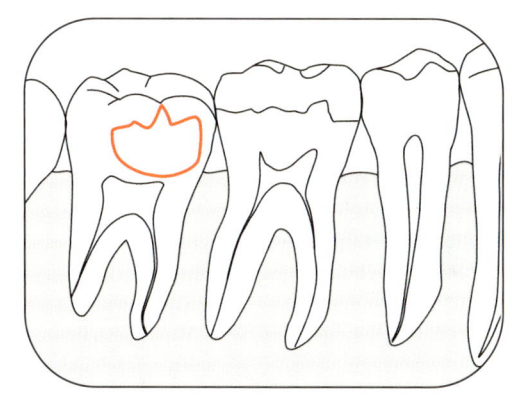

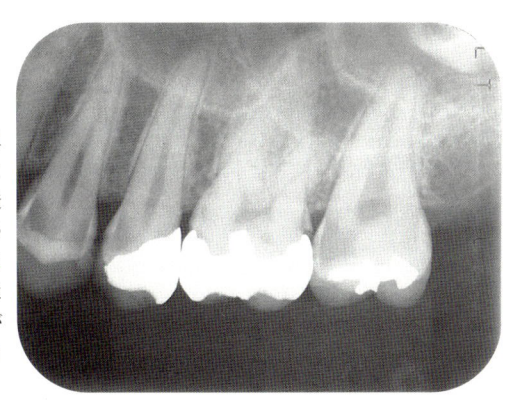

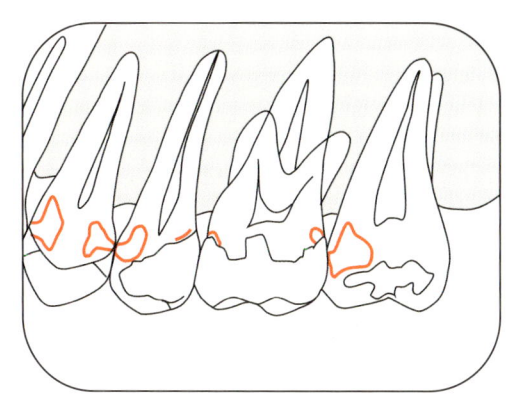

図1-5　エックス線写真像から、|4 5 の隣接面に象牙質におよぶう蝕の透過像が認められる。|6 の近遠心には補綴物直下に二次う蝕が、そして |7 は近心から広がったう蝕が歯髄に近接していることが認められる。

17

チーム医療に活かす 見る読む エックス線写真

2 エックス線写真像に見るう蝕の病態像

C1う蝕の病態像

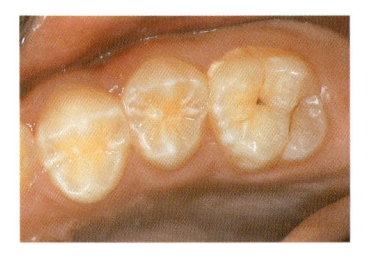

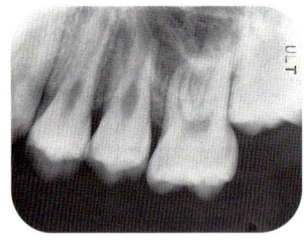

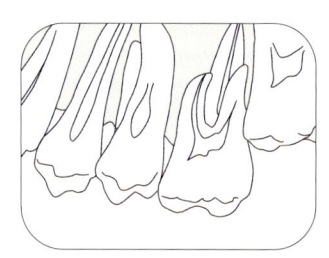

図1-6 成熟するまでの幼若永久歯は、う蝕リスクが高いので注意が必要である。特にC1程度のエナメル質に限局した咬合面う蝕は、エックス線写真像に写らないため、十分な視診やDIAGNOdent™などの機器の活用が有効である。

C2う蝕の病態像

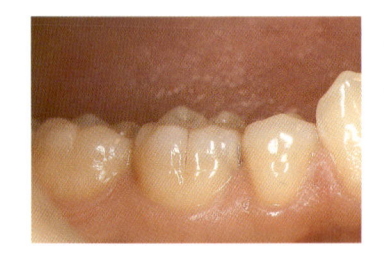

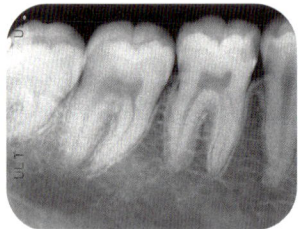

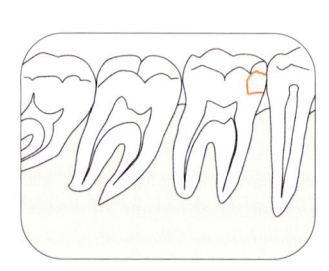

図1-7 咬合面からのう蝕と違い、隣接面う蝕は視診だけではわかりにくい。その病態、特に歯髄との距離を知るためには、エックス線写真が不可欠であり、軟化象牙質を除去する際の注意にも役立つ。

C3う蝕の病態像

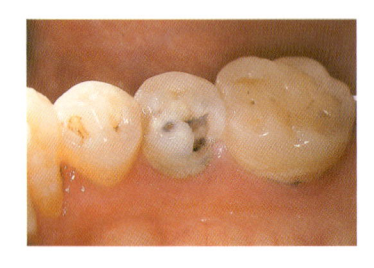

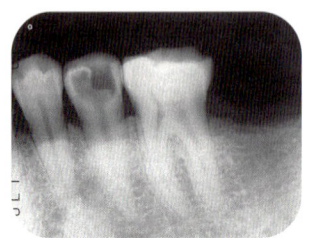

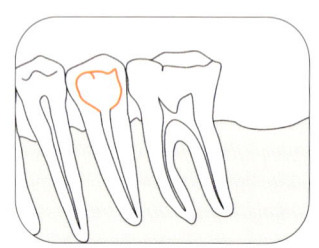

図1-8 ｜5咬合面からのう蝕が象牙質へ広がり、舌側の歯面が一部破折したため来院。エックス線写真像から、想像よりも大きな歯髄へおよぶう蝕透過像が認められる。

C4う蝕の病態像

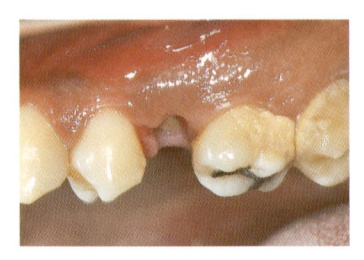

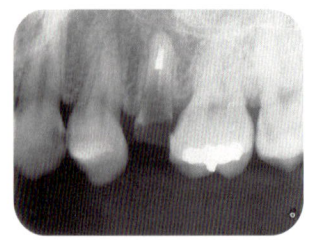

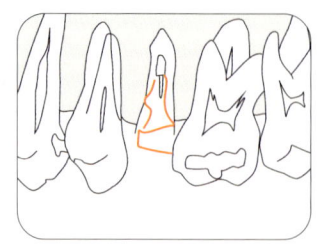

図1-9 ｜5の補綴物が脱離したまま放置した結果、歯肉縁下におよぶ広範囲のう蝕が認められる。エックス線写真像では、そのう蝕が骨縁下まで進行していることが確認できる。

隣接面う蝕の病態像

図1-10　一見プラークコントロールが良好で、自覚症状もないために見逃しやすいう蝕である。エックス線写真像では特に 4 3| の隣接面に透過像が見られ、象牙質におよぶう蝕が認められる。

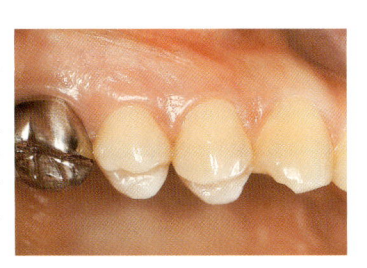

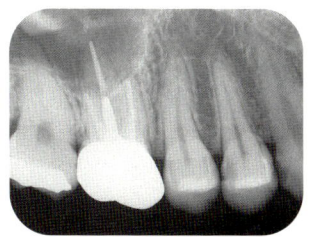

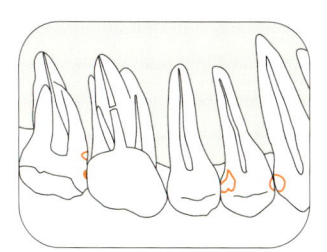

図1-11　前歯部の隣接面う蝕では、光を通すことで発見できる場合もある。エックス線写真像からは、それぞれ隣接面にう蝕の透過像が認められ、う蝕の深さを理解しやすい。

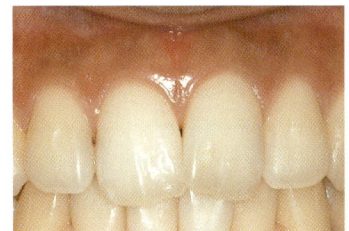

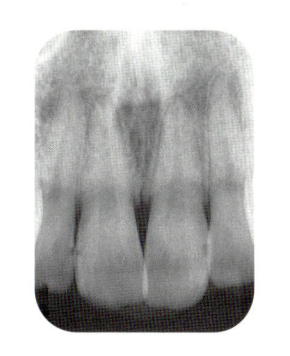

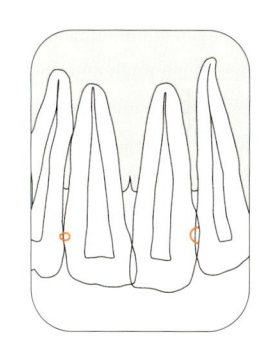

その他注意すべきう蝕の病態像

図1-12　口腔内写真像からは認められないが、エックス線写真像から 6| の遠心に広範囲に広がったう蝕を確認できる。後方臼歯遠心部は、清掃が難しい部位であるので注意が必要である。

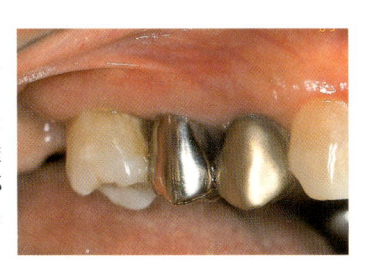

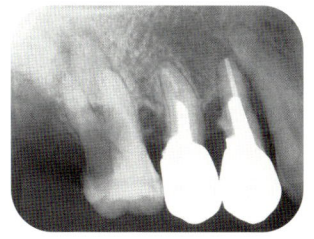

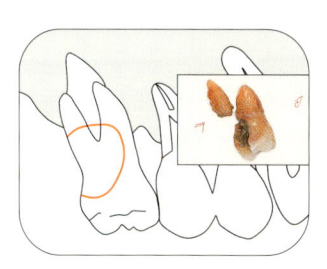

図1-13　補綴処置されている歯の二次う蝕は、口腔内写真からは確認しにくい。特に失活歯では症状が出ないことで、発見が遅れる場合が多い。エックス線写真像から、補綴物の遠心から広範囲の二次う蝕が認められる。

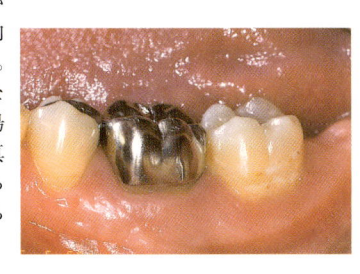

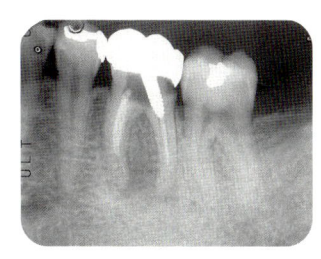

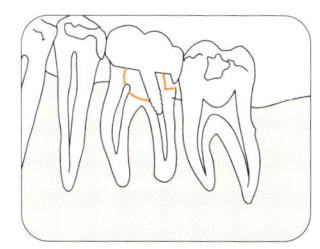

PART2 エックス線写真から見えるもの、読めるもの、わかるもの
2 歯周病のエックス線写真像

1 エックス線写真像で確認すべき歯周病の病態

　歯周病は、歯を取り巻く歯周組織(セメント質、歯根膜、歯槽骨、歯肉)に発症する疾患であり、付着の喪失と同時に骨の吸収が起こります。しかし歯肉縁下でそれらが生じるため、肉眼で確認できる情報は限られています。それゆえ、エックス線写真像は欠かすことのできない情報源になります。

　例えば骨の吸収は、その形態的特徴から水平性骨吸収と垂直性骨吸収に分類され、根分岐部病変の程度や歯根膜腔の変化と同様、エックス線写真をもとにプロービング診査することで、立体的にイメージすることができるようになります。各種検査、歯周基本治療、そしてメインテナンスを担う歯科衛生士にとって、どの場面においてもエックス線写真は必要不可欠です。

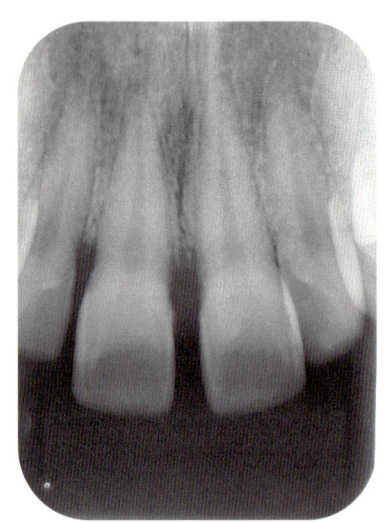

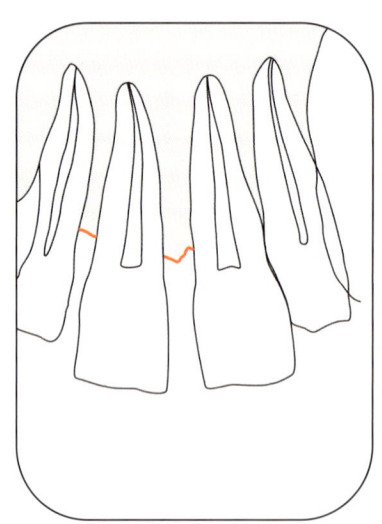

図2-1　上顎前歯部に軽度の骨吸収を認める。少しずつ正中離開が進んでいるとの訴えもある。水平性骨吸収であることから、器具の到達性は容易であろう。歯根膜腔の拡大は、現時点においては認められない。

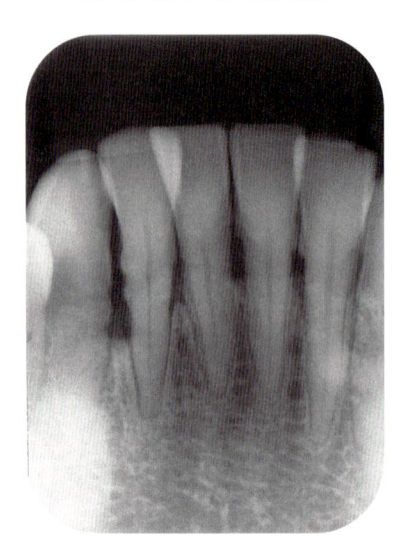

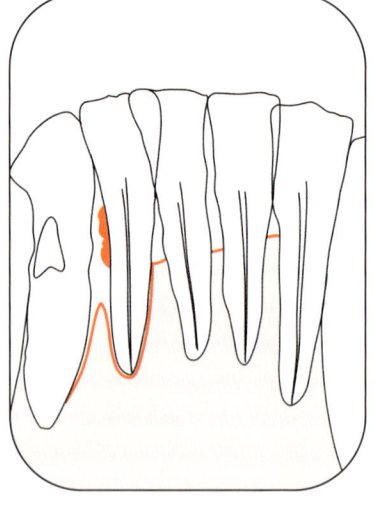

図2-2　前歯部によく見られる水平性骨吸収像。歯根に対し約1/2の骨吸収を認める。|2においては歯石の付着状態も顕著であり、歯根の近接の程度を見て器具を選択する。

PART2　エックス線写真から見えるもの、読めるもの、わかるもの

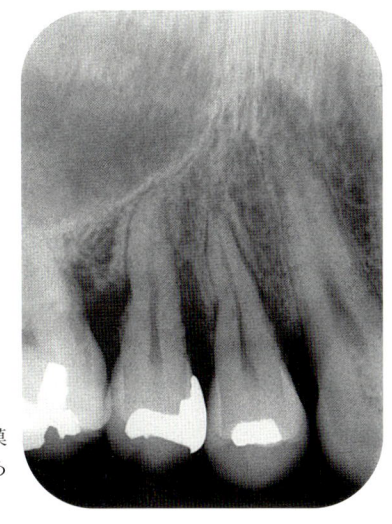

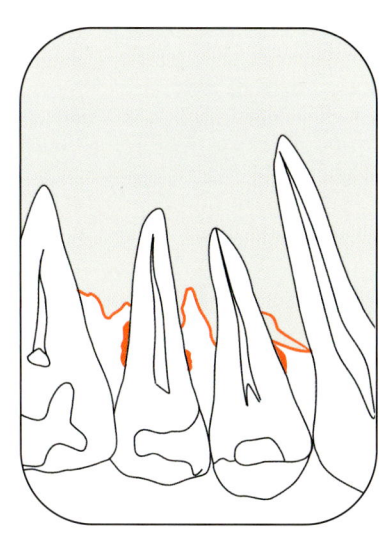

図2-3　5 4|に見られる垂直性骨吸収像。歯根膜腔の拡大を認める。臨床的歯の動揺度は2度である。

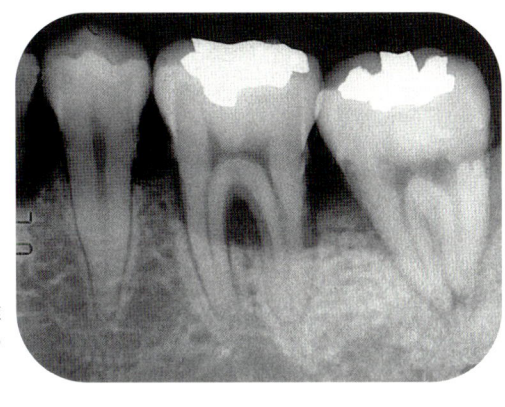

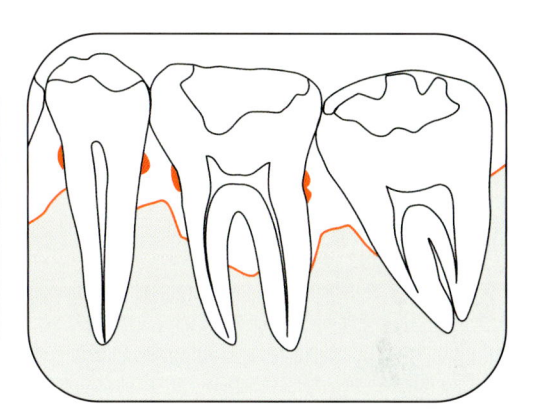

図2-4　|6に見られる、根分岐部病変。歯根の離開度、ルートトランクの幅を確認する。

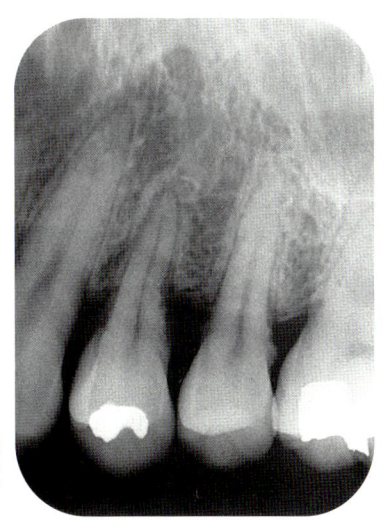

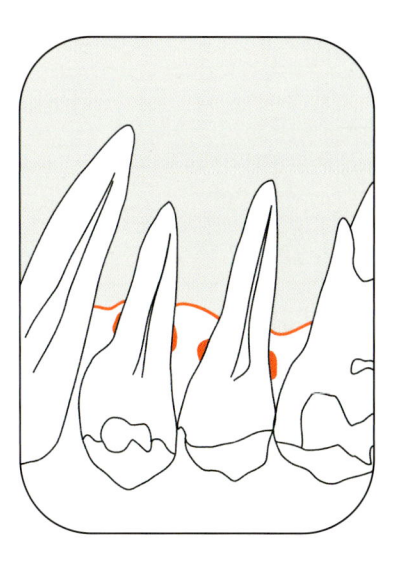

図2-5　|4 5に見られる歯石の付着状況。歯根表面の粗糙の度合い、歯石の付着位置と、ある程度の形態を見ることで、器具選択の際に参考となる。

21

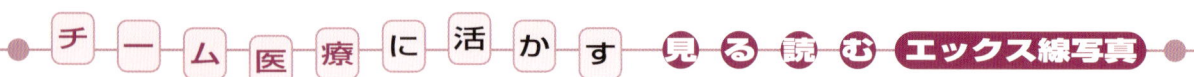

2 エックス線写真像に見る歯周病の病態像

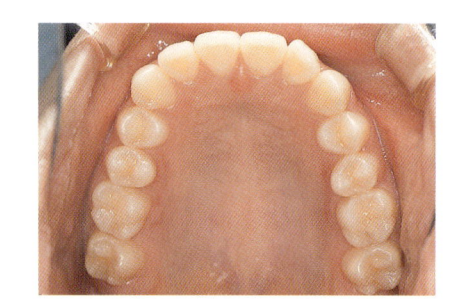

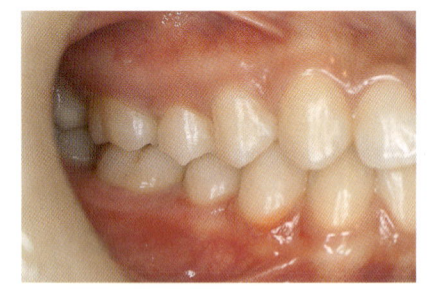

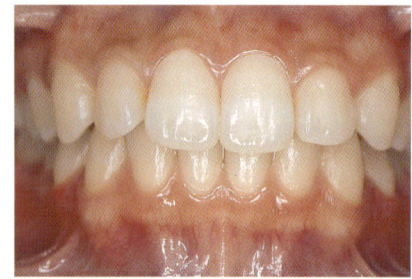

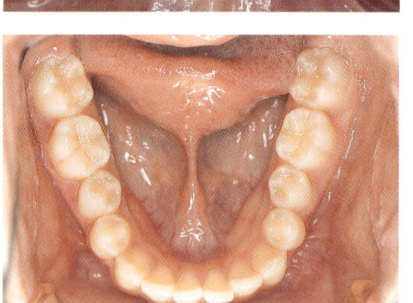

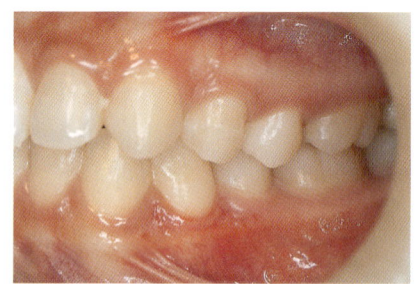

正常像

図2-6-a　16歳女性。歯列、咬合とも正常でう蝕もなく、歯肉の色および形態も健康な口腔内状態である。

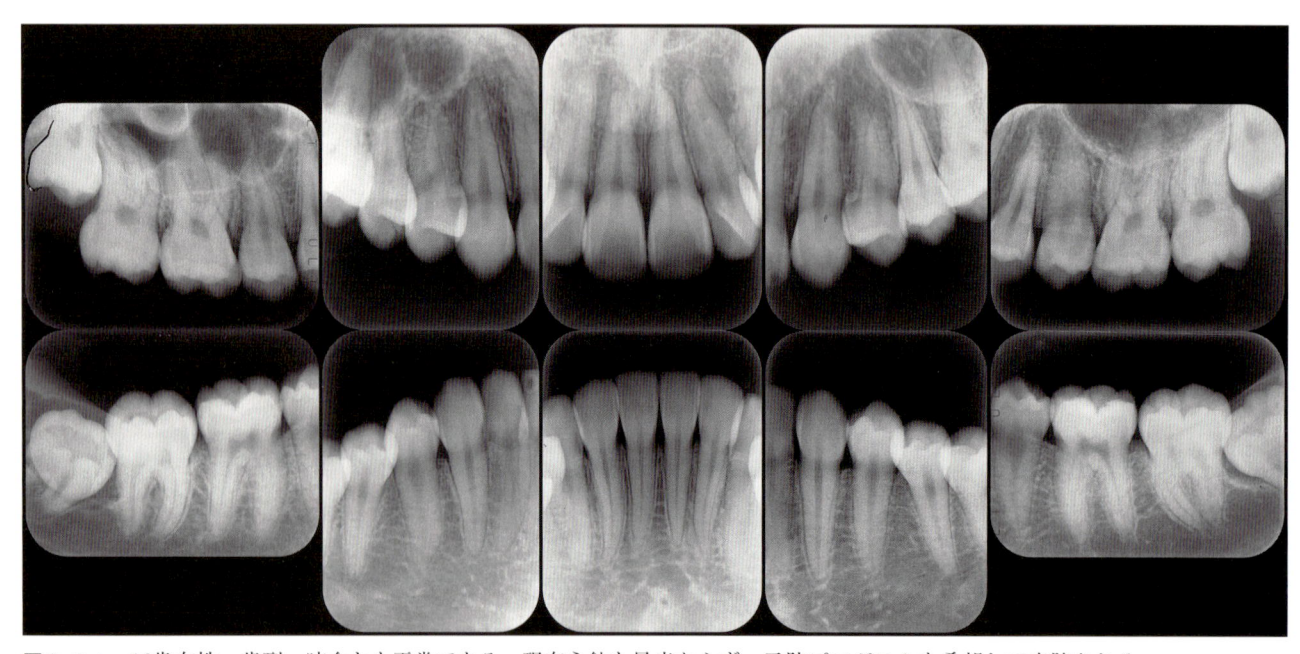

図2-6-b　16歳女性。歯列、咬合とも正常である。現在う蝕も見当たらず、予防プログラムを希望して来院される。

●正常な歯周組織とは

歯周組織はセメント質、歯根膜、歯槽骨および歯肉から構成されており、その構造は右図に示すとおりです。歯肉溝底部には接合上皮が存在し、これはセメント-エナメル境（CEJ）へと広がり、ヘミデスモゾーム結合（上皮性付着）を介してエナメル質に付着しています。セメント質と歯槽骨はコラーゲン線維がそれぞれに入り込み強固なアンカーにより付着しています。このコラーゲン線維の束は歯根膜と呼ばれ、歯根膜を介しての付着はデスモゾーム結合（結合組織性付着）であり、上皮性付着に比べ強い付着様式です。健康な歯周組織では歯のCEJ付近まで線維性付着が存在しており、接合上皮による上皮性付着がこれをサポートしています。歯周組織は体内で唯一硬組織が上皮を貫く部位であり、特殊な構造により外来刺激に対する生態防御機構を備えた構造となっています。

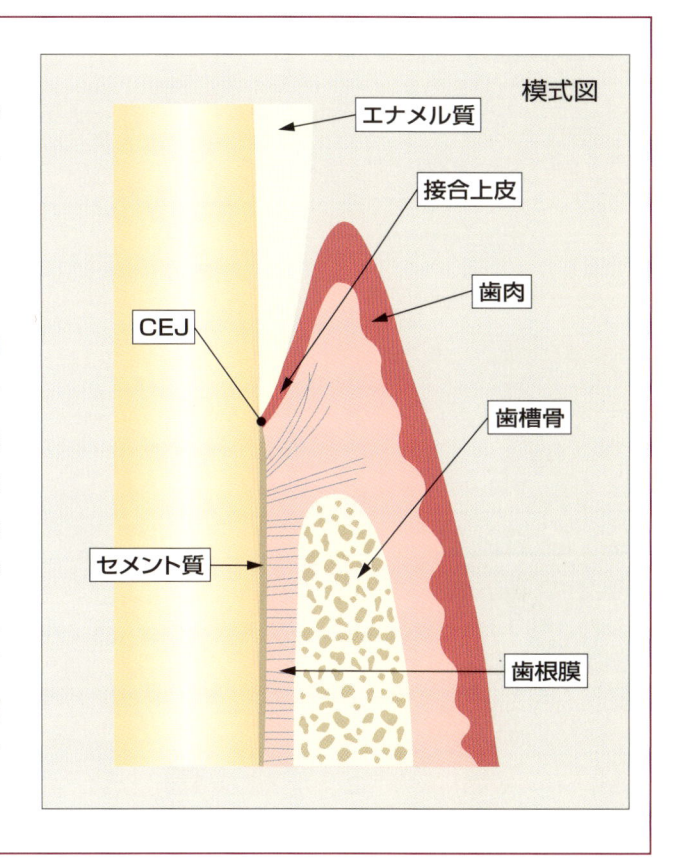

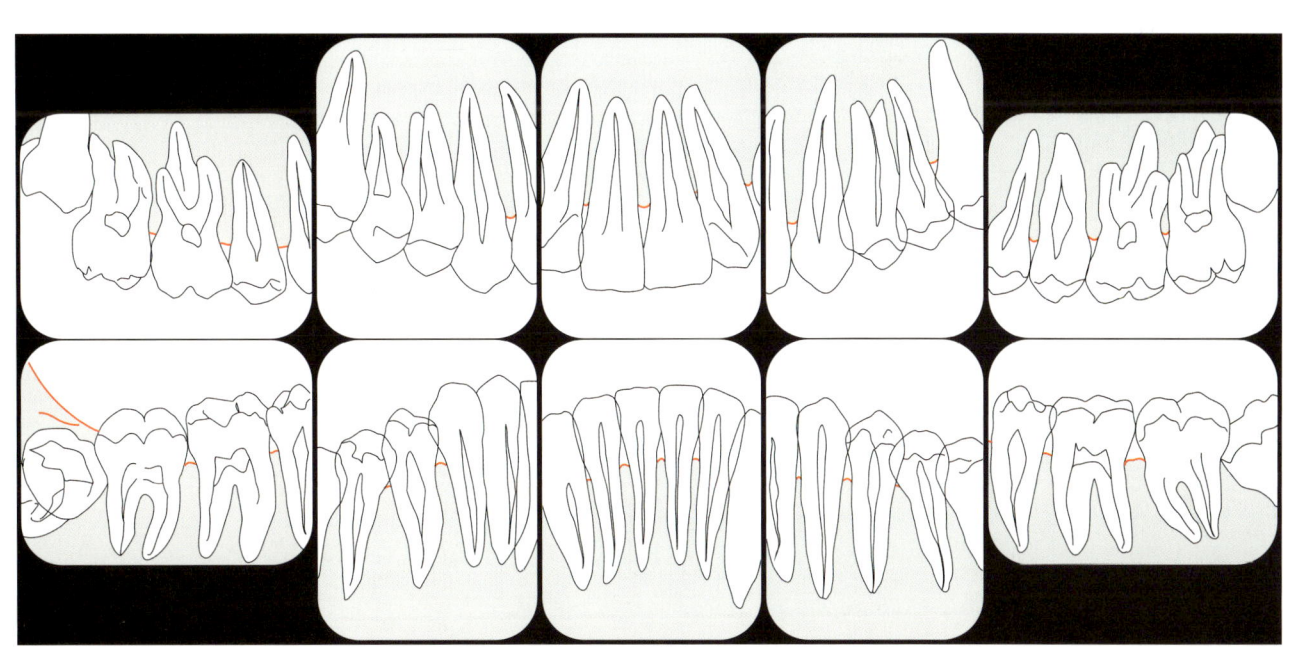

模式図：エナメル質、接合上皮、歯肉、CEJ、歯槽骨、セメント質、歯根膜

図2-6-c　全顎的に歯槽骨頂は正常と思われる。未萌出智歯の存在があることにより、今後第二大臼歯遠心には要注意であろう。

チーム医療に活かす 見る読むエックス線写真

初期の歯周病の病態像

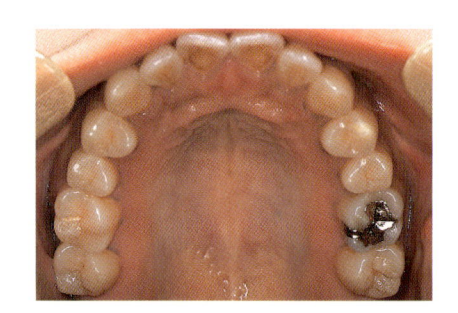

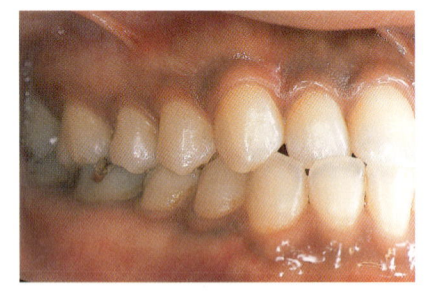

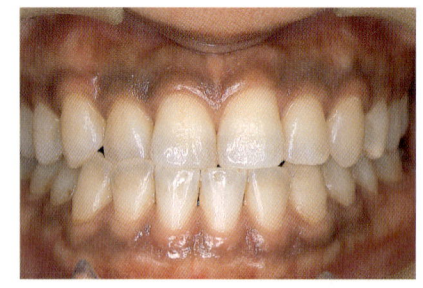

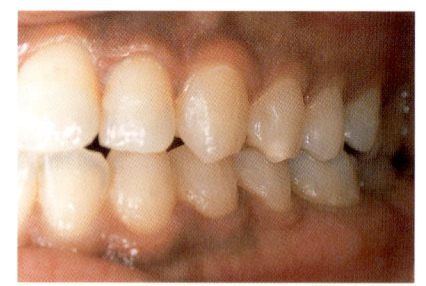

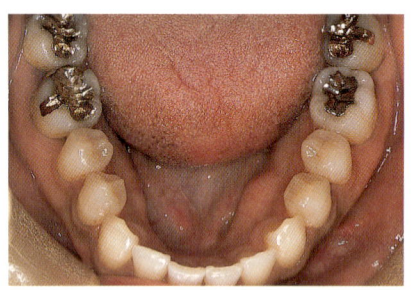

図2-7-a　27歳女性。歯肉の変色とブラッシング時の出血を主訴に来院。付着歯肉部のメラニン沈着と臼歯部の歯間乳頭部および辺縁歯肉に発赤が確認できる。プラークコントロールも良好で一見健康そうに見える。

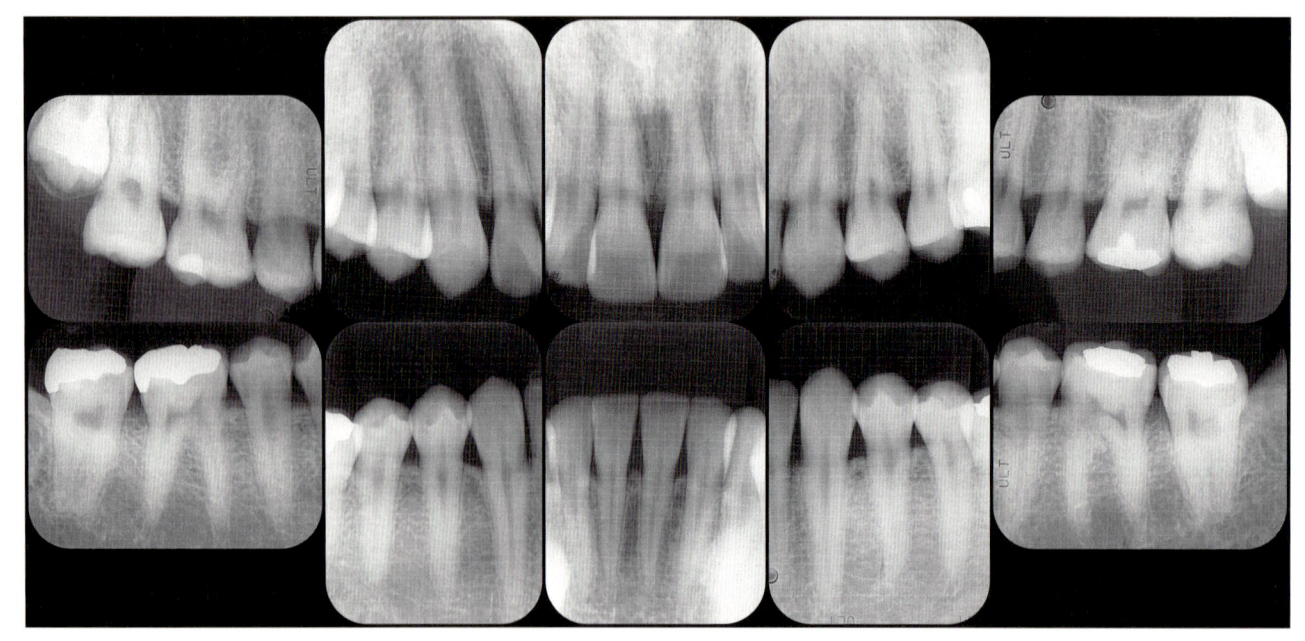

図2-7-b　エックス線写真診査により軽度の水平性歯槽骨吸収が確認できる。歯根膜腔の拡大などが認められないことから、炎症に起因すると考えられる。「ブラッシング時の出血」程度の自覚症状で歯周病は始まっている。

●初期の歯周炎とは

　歯周炎とは、細菌感染によって辺縁歯肉より炎症が発症し、深部に波及するにつれ歯根膜線維の断裂を生じ、付着の喪失、歯槽骨の吸収およびポケット底部の根尖側への移動を伴います。CEJからポケット底部の距離はアタッチメントレベルで示され、歯周炎に罹患すると付着位置は根尖側に移動、すなわちアタッチメントロスが生じます。

　一般に初期の歯周炎とは、歯根長1/3以内の骨吸収状態を指し、プラークコントロールの徹底、スケーリング・ルートプレーニングにより安定した状態に改善が可能です。鑑別すべき疾患として、歯肉炎による仮性ポケット、咬合性外傷などがあげられます。これらはいずれもアタッチメントロスは存在しないため、プラークコントロールの徹底、スケーリングおよび咬合調整などの治療のみで、ルートプレーニングは行ってはいけません。

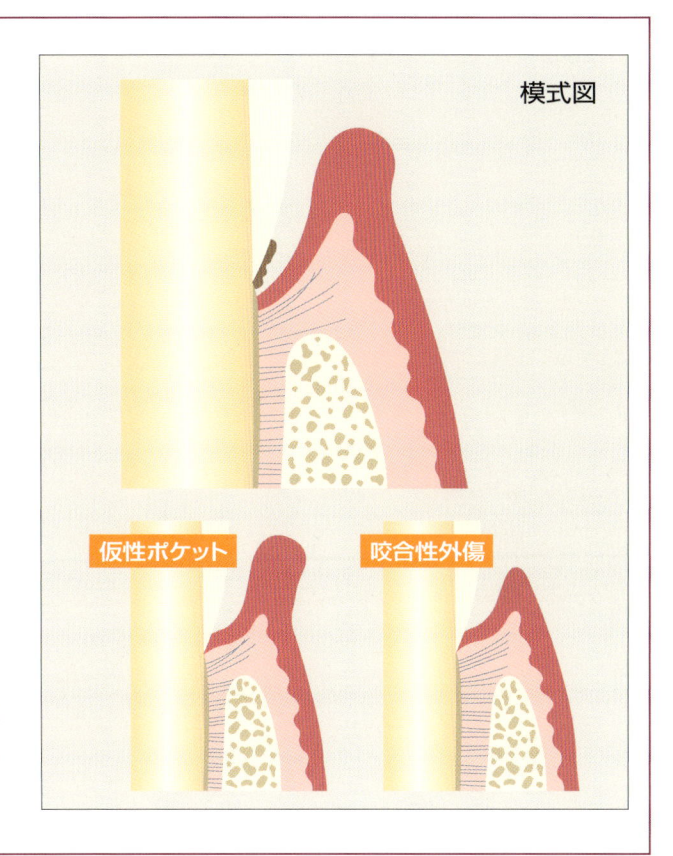

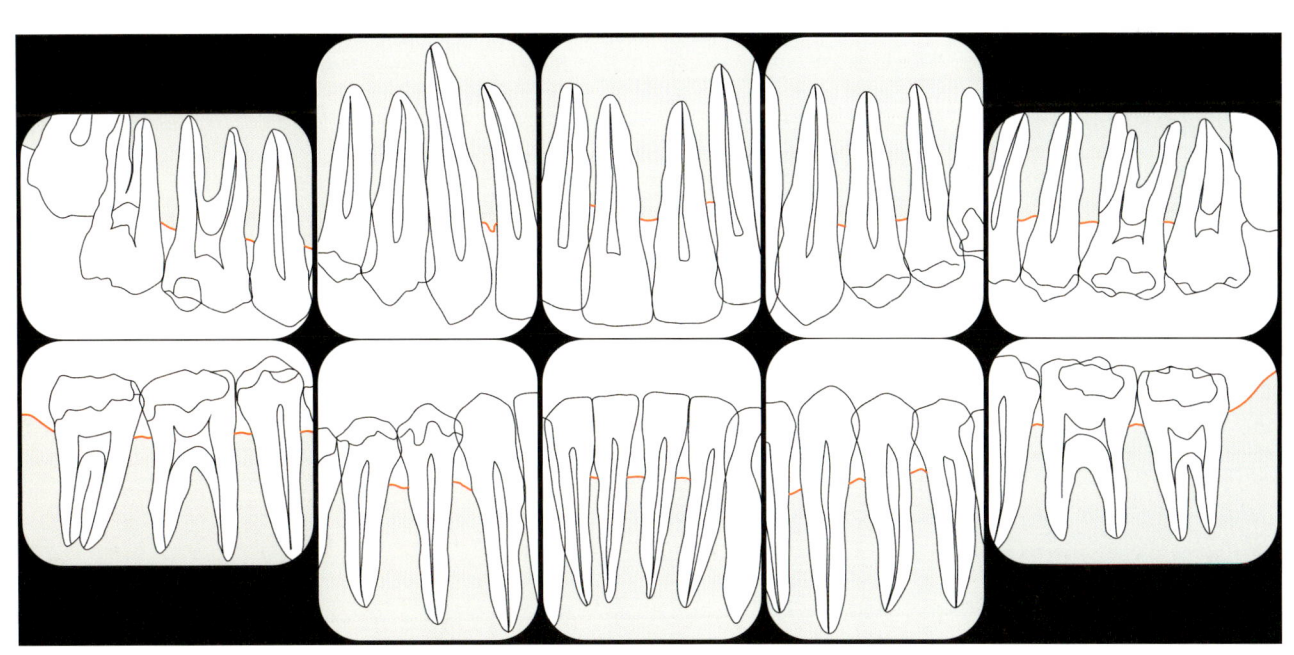

図2-7-c　トレースをすることにより、歯槽骨吸収の状態がさらにはっきりと確認できる。無自覚で進行する慢性疾患の怖さが実感できる。しかし、この程度の早い時期に対応すれば治療も容易である。

中等度の歯周病の病態像

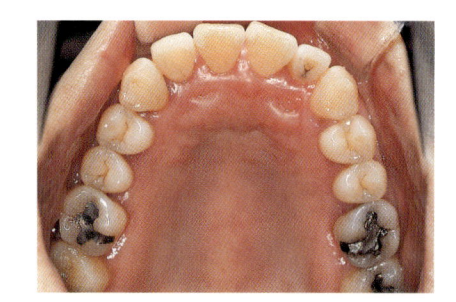

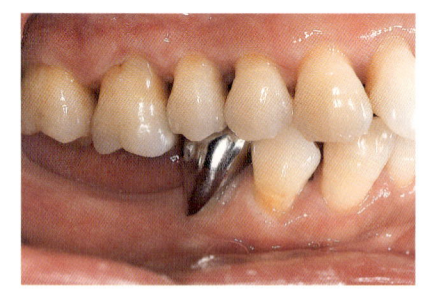

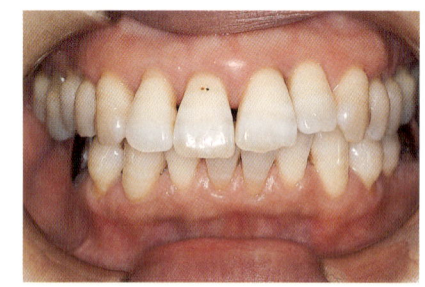

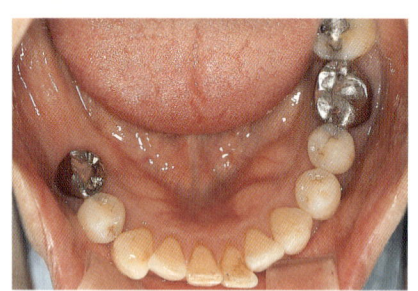

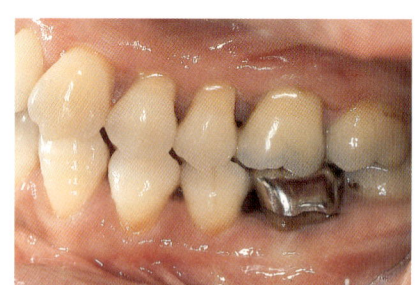

図2-8-a　50歳女性。義歯を作りたいとの主訴で来院。口腔内写真からは、全体的に歯肉が退縮し歯間空隙が認められ、7 6|欠損のため7 6|が挺出してきている

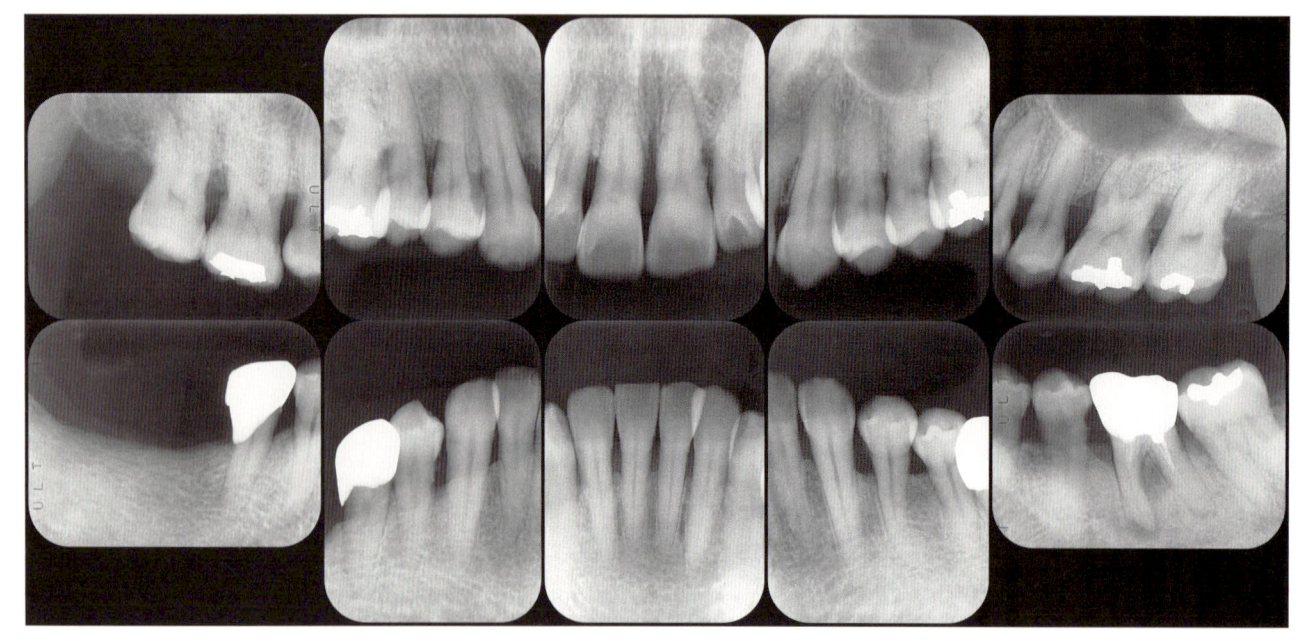

図2-8-b　全体的に歯槽骨の吸収が1/3〜1/2程度進行し、歯石の沈着も部分的に確認できる。また、1|1には1度の動揺があり、歯根膜腔の拡大が認められ、|6は分岐部病変および近心根の根尖病変も確認できる。

●中等度の歯周炎とは

　一般に3mm程度のアタッチメントロスと、5mm程度の臨床的歯周ポケット、歯槽骨の吸収および歯の動揺を伴う歯周組織の崩壊状態を中等度歯周炎といいます。歯肉は浮腫性の腫脹および線維性の増殖が認められます。複根歯ではⅠ～Ⅱ度の分岐部病変も存在し、エックス線写真上で明らかな歯槽骨吸収が確認できます。歯槽骨の吸収形態は水平性吸収が中心で、部分的に垂直性、混合性吸収が認められます。治療法は多岐にわたり、基本治療としてのスケーリング・ルートプレーニングで改善が認められない場合では、外科的アプローチも必要になります。

　継続的管理が必要であり、歯肉、歯槽骨および歯冠形態など、コントロールしやすい環境を整えることも重要です。

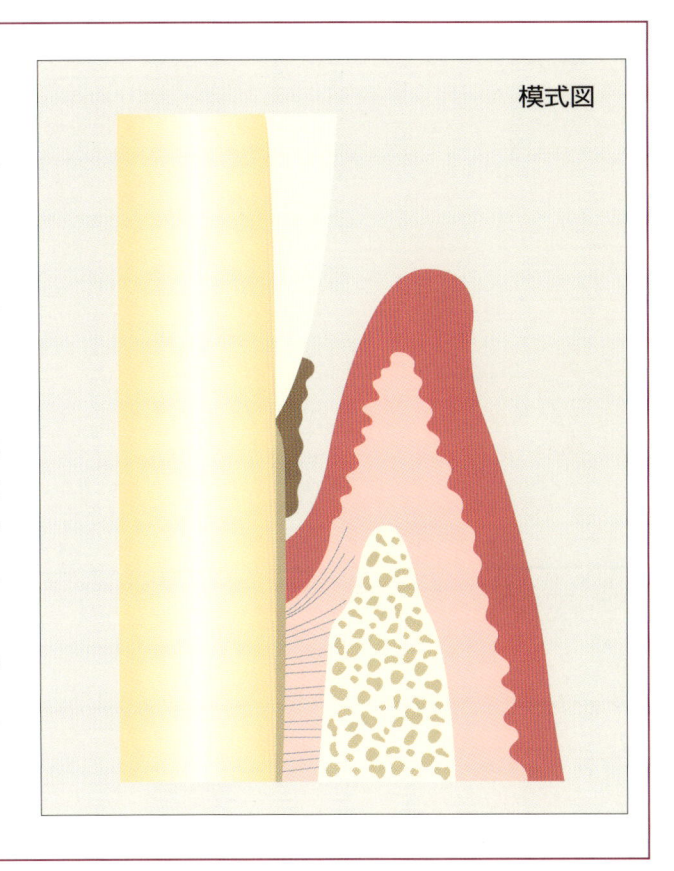

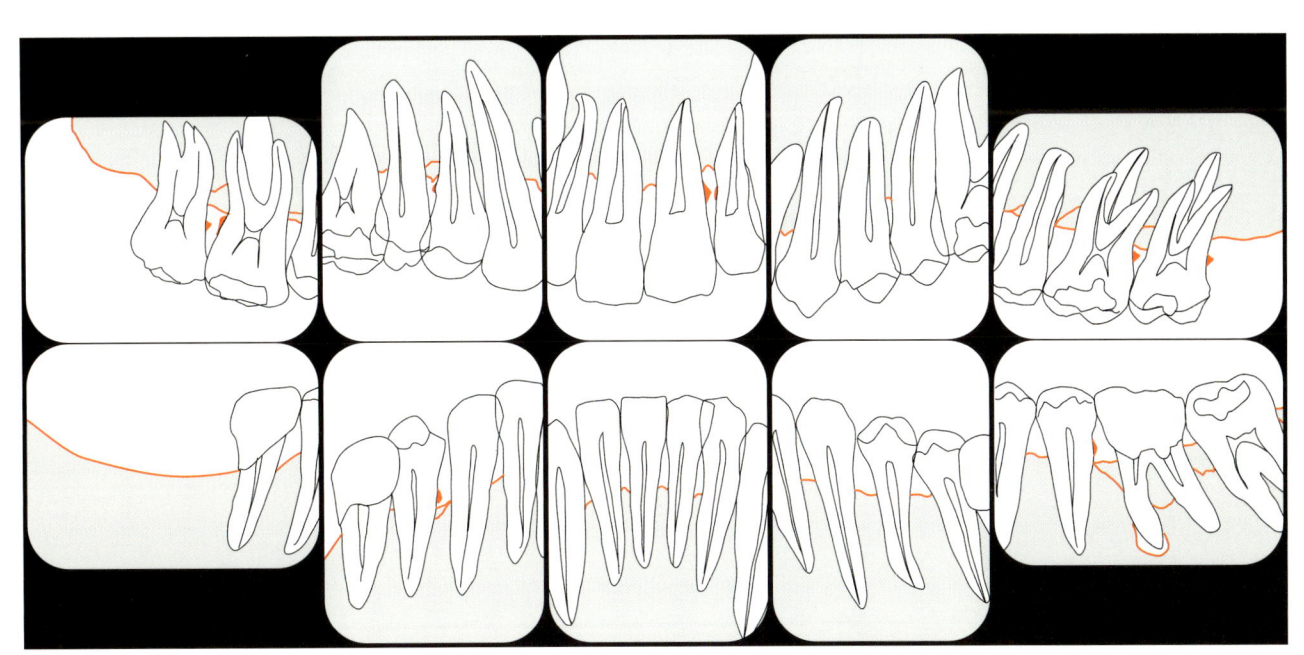

模式図

図2-8-c　前歯部においては水平性骨吸収を認め、臼歯部では根分岐部病変を含む垂直性骨吸収が著明である。

チーム医療に活かす 見る 読む エックス線写真

重度の歯周病の病態像

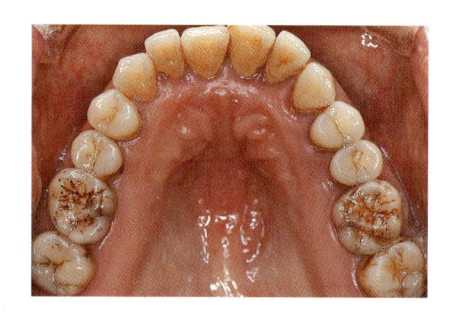

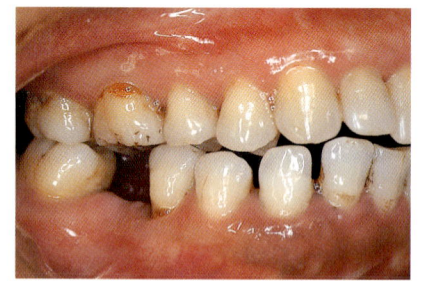

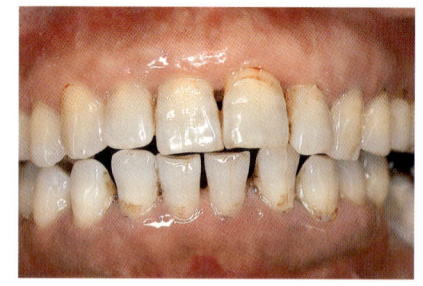

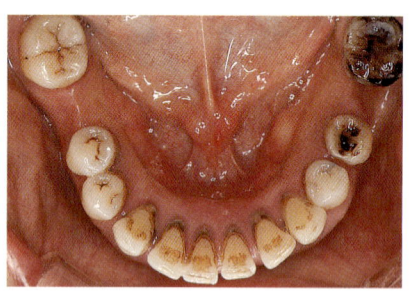

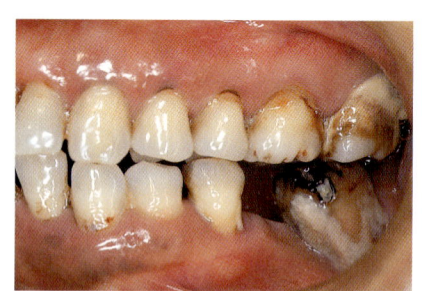

図2-9-a　54歳女性。欠損部位と隣在歯の欠損に伴う歯の傾斜を認め、口腔内全体としてう蝕が少なく、歯周炎の所見が顕著である。歯の移動による咬合関係の不調和が認められる。

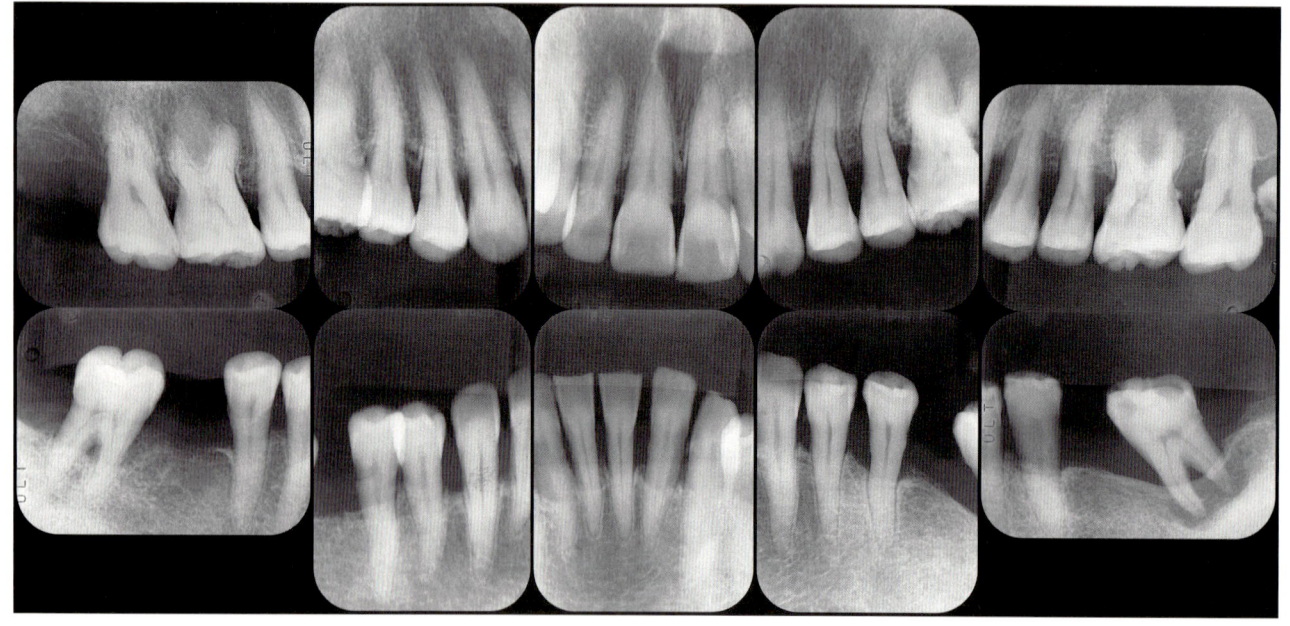

図2-9-b　全顎的に重度の骨吸収を示す歯周炎のエックス線写真像。前歯部の水平性の骨吸収の治療は容易であろうと考えるが、根分岐部病変と臼歯部の垂直性の骨吸収の部位では、治療はかなり困難であろうと想像する。

●重度の歯周炎とは

　重度歯周炎は、臨床的にもエックス線写真的にも著明な歯周組織破壊があり、5mm以上のアタッチメントロス、6mm以上の臨床的歯周ポケット、歯根長1/2以上の歯槽骨吸収の他、歯周ポケットからの排膿、2度以上の動揺、浮腫性歯肉腫脹および線維性歯肉増殖が多く見られます。根分岐部病変もⅡ〜Ⅲ度存在することがあります。エックス線写真像では広汎型水平性、混合性骨吸収の他、根尖部付近に及ぶ垂直性骨吸収も認められます。支持組織不足により咬合の影響も受けやすく、咬合崩壊を伴うことも多く見られます。基本治療だけでなく歯周外科処置も必要なことが多くあり、再生療法の適応となる場合もあります。咬合再構築の必要性も多く、永久固定や欠損補綴などが必要なこともあります。中等度歯周炎同様、コントロールしやすい環境を整備することも重要です。

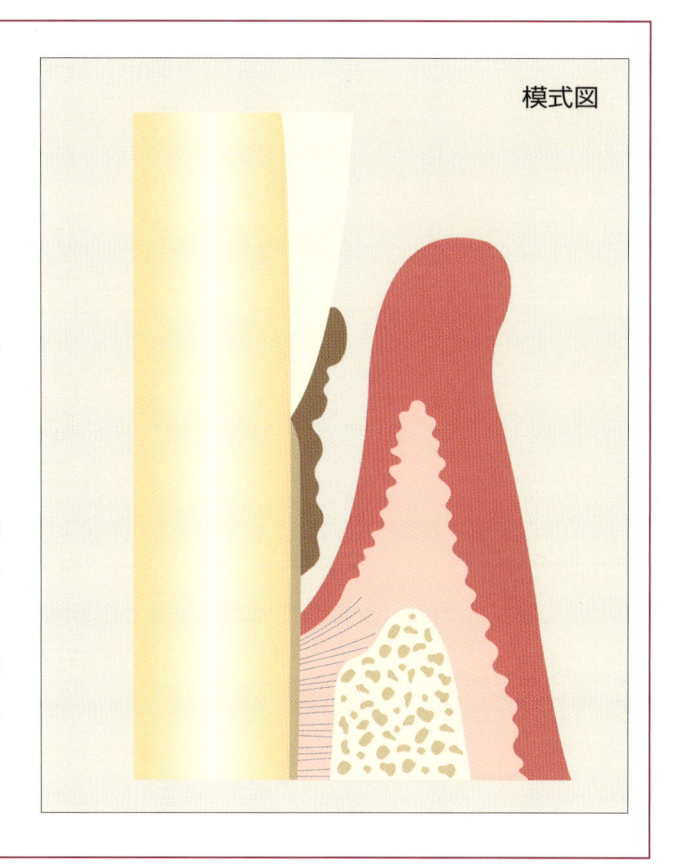

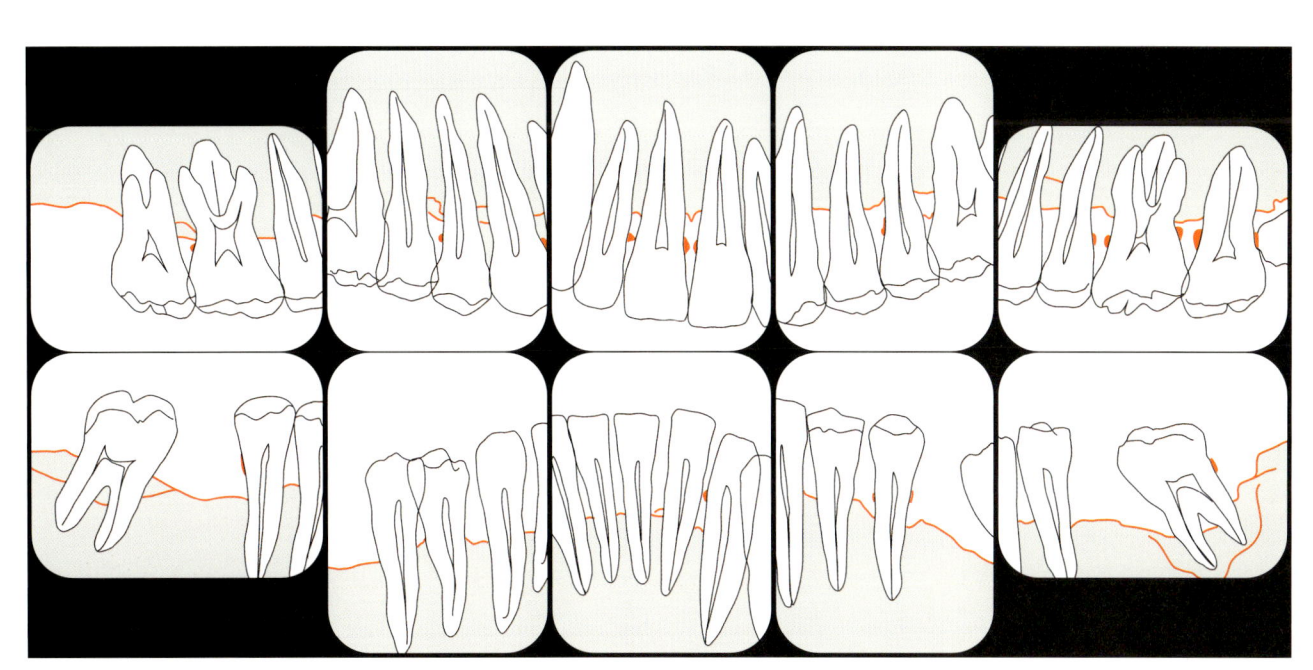

模式図

図2-9-c　臼歯部における歯根の形態や湾曲の程度、またその歯の根尖まで及ぶ骨吸収の程度を認める。歯石の付着位置、程度も読む。

チーム医療に活かす 見る読む エックス線写真

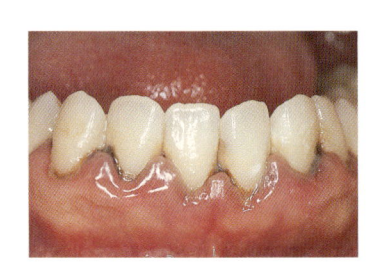

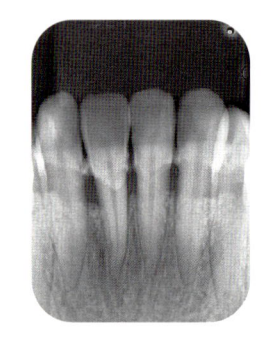

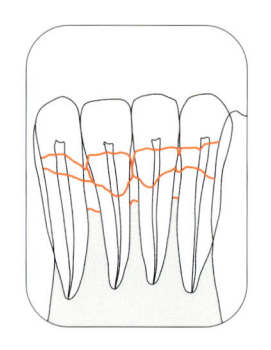

図2-10 臨床的歯肉の発赤、腫脹が著明であり、エックス線写真像で水平的な歯槽骨の吸収と歯石の沈着位置・量、状態が確認できる。スケーリング・ルートプレーニングに使用する器具の選択、その到達性を考えるうえで参考になる。

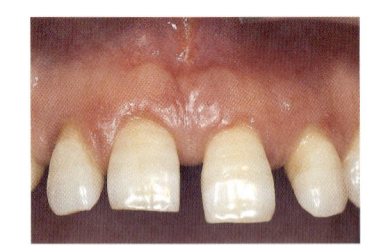

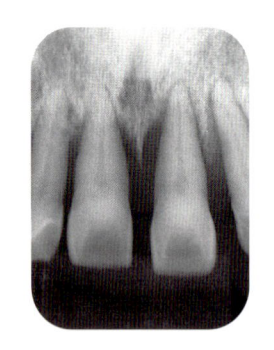

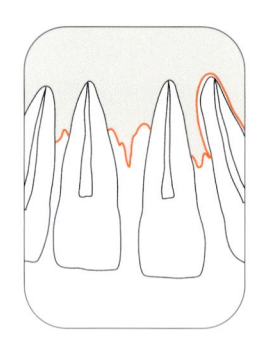

図2-11 歯肉の発赤、腫脹、さらに歯の挺出と離開を認め、動揺度は3度である。1|1において著しい歯槽骨の吸収があり、|2に歯根膜腔の拡大を認める。

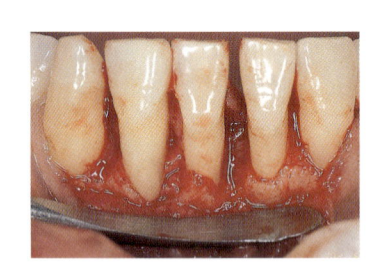

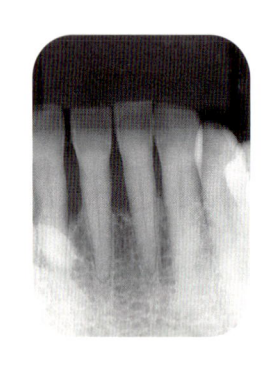

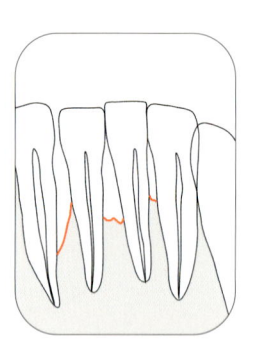

図2-12 再評価診査時6 mmのプロービング値と出血を認め、更なる原因の除去のため歯周外科処置を行った。|2近心骨縁下部に点状の歯石を認めた。エックス線写真像でも|2近心部に垂直性骨吸収を確認できる。

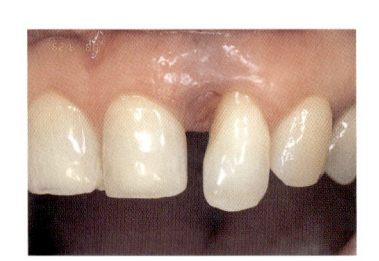

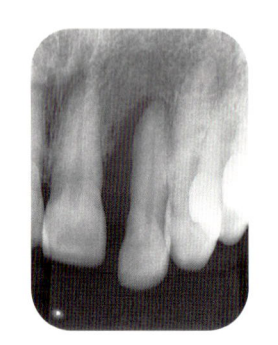

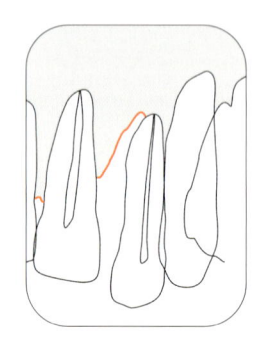

図2-13 初診時、|2に限局した歯肉の炎症と歯の挺出を認める。エックス線写真像で根尖部までおよぶ歯槽骨の吸収を認め、二次的な咬合性外傷を受けたとも考えられる。

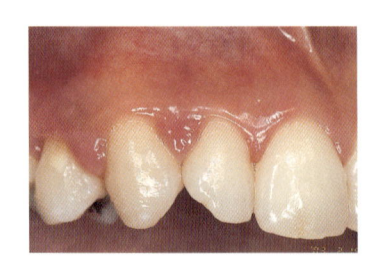

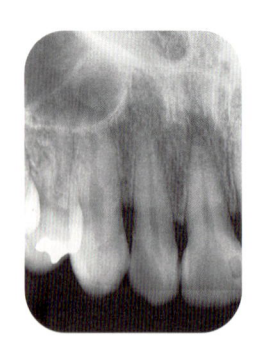

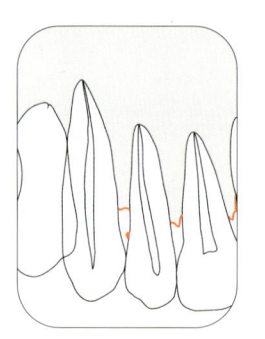

図2-14 3 2|歯間乳頭部に限局している発赤と腫脹を主訴として来院。2|遠心部に点状の歯石が見られる。歯肉炎かと思われたが、エックス線写真像ではわずかに水平性骨吸収を認める。

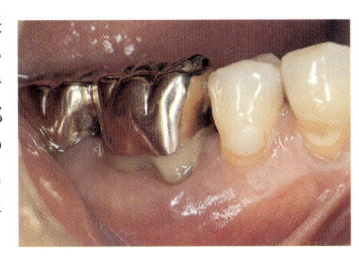

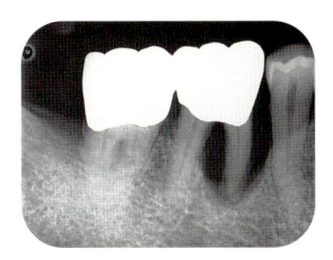

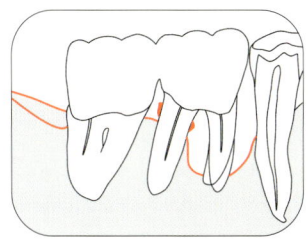

PART2 エックス線写真から見えるもの、読めるもの、わかるもの

図2-15 歯肉の発赤と腫脹だけではイメージできないことがエックス線写真像で理解できたⅢ度の根分岐部病変。近心根と遠心根との吸収の違いも、顕著である。歯根の分岐点が高い位置にある。

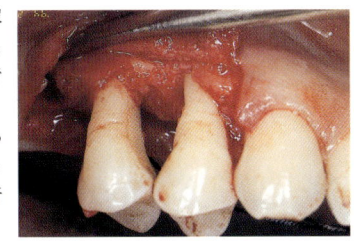

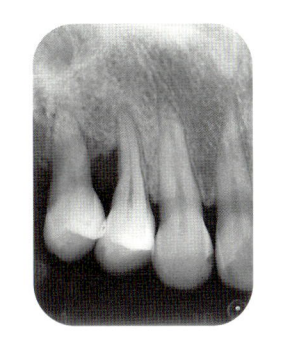

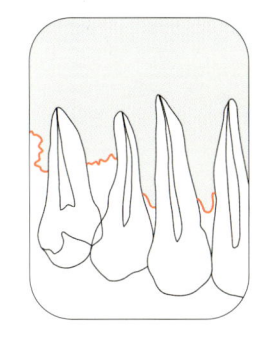

図2-16 エックス線写真像では骨頂が不明瞭な症例。エックス線写真像だけでは、三次限的な骨吸収をイメージすることは困難であり、歯周外科時に直視することでより確実な診断が行える。

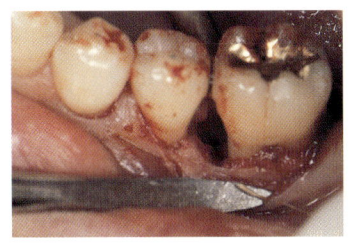

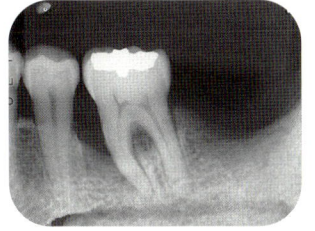

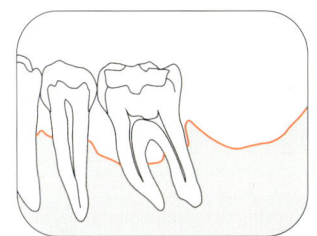

図2-17 ６|近心部の垂直性骨吸収と根分岐部病変Ⅱ度の症例。エックス線写真像と実際の骨吸収の程度を比較して診査していくと、歯肉縁下デブライドメントの際、器具の選択や治療計画を立てるうえでたいへん役立つ。

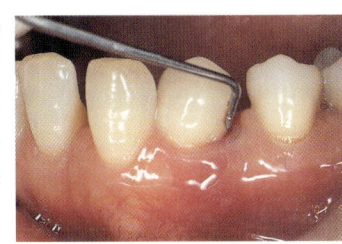

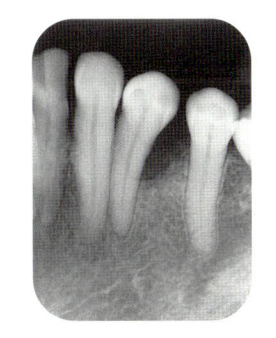

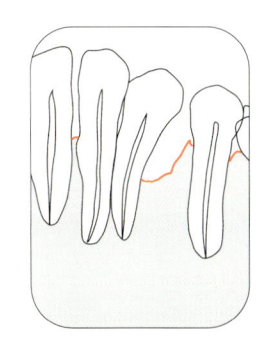

図2-18 ４|遠心部に9mmのプロービング値を認めたが、歯根面に粗糙感はない。歯軸がやや舌側に傾斜していることによる対合歯との不調和か？ 湾曲した歯根形態がその要因か？ エックス線写真像を見ながらていねいにデブライドメントを行う。

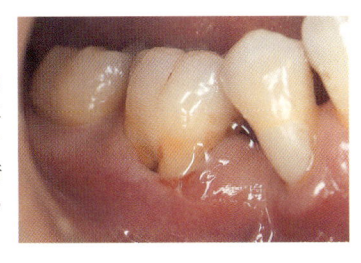

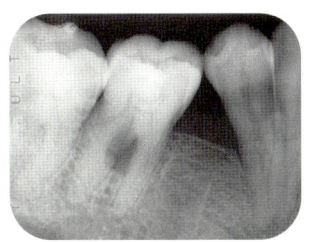

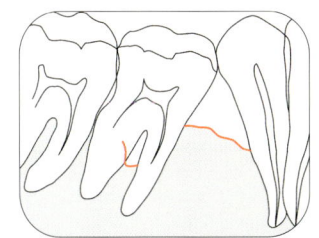

図2-19 根分岐部病変Ⅲ度。頬側分岐部に、深部に届くエナメルプロジェクションがあり、これが付着の妨げになっているであろう。

チーム医療に活かす 見る 読む エックス線写真

3 PART2 エックス線写真から見えるもの、読めるもの、わかるもの
根尖病変のエックス線写真像

1 エックス線写真像で確認すべき根尖病変の病態

　エックス線診査は根尖病変の診断を行う際にもっとも有効な手段とされています。根尖部の歯根膜腔の拡大、歯槽硬線の連続性の消失、病変の大きさおよび形態などから、ある程度の根尖性歯周炎の鑑別診断が可能です。しかし炎症が海綿骨中に限られる急性期にはエックス線写真像上で透過像を観察できないこともあり、またエックス線写真像は平面的な観察である他、病的経過の一断面であるので、すべての症例をエックス線写真診査のみで診断するのは困難なため、歯髄診断やプロービングなどの総合診断が必要です。

　特にエンドペリオ病変などでは、歯周疾患の治療を優先してしまうことを防ぐためにも、エックス線写真診査は重要となります。

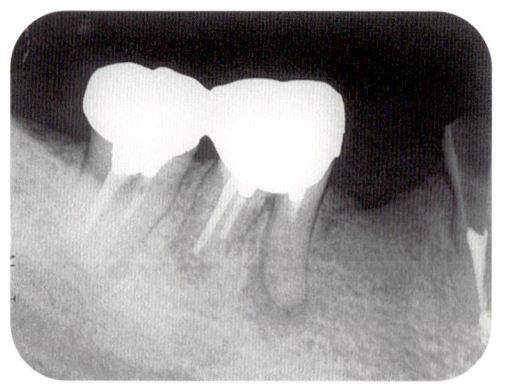

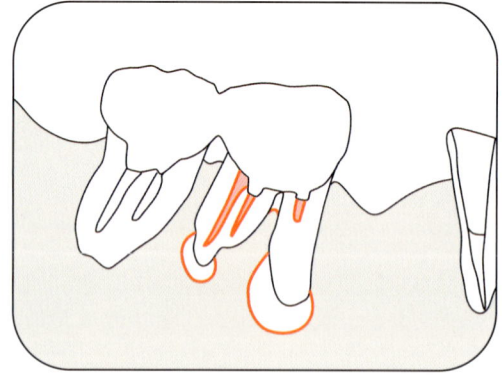

図3-1　7┃の近心根および遠心根に根尖病変が確認できる。また根分岐部に透過像を認めるが、プロービング時の付着の喪失は認められない。

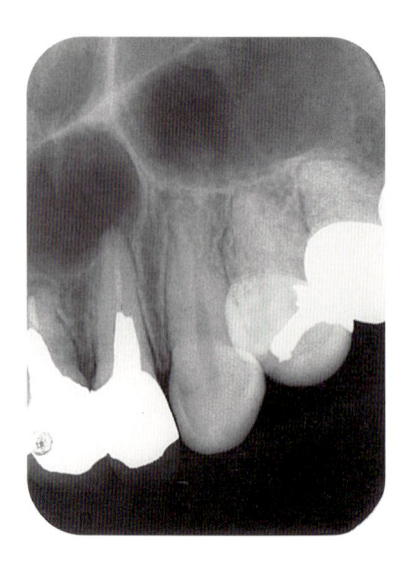

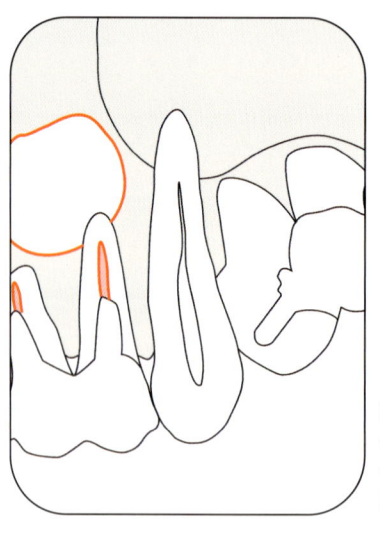

図3-2　┃2の根尖部に、歯冠大の大きな根尖病変が確認できる。境界も明瞭で、かつ透過像の周りが薄い不透過像で囲まれていることから、歯根嚢胞と思われる。

PART2 エックス線写真から見えるもの、読めるもの、わかるもの

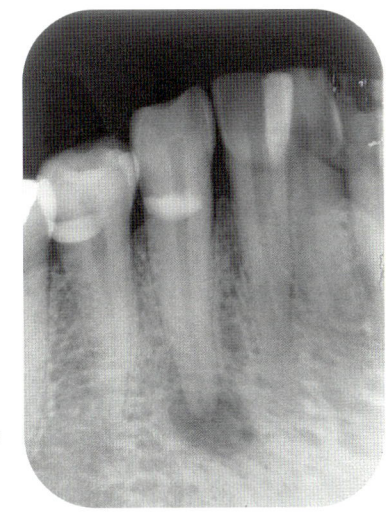

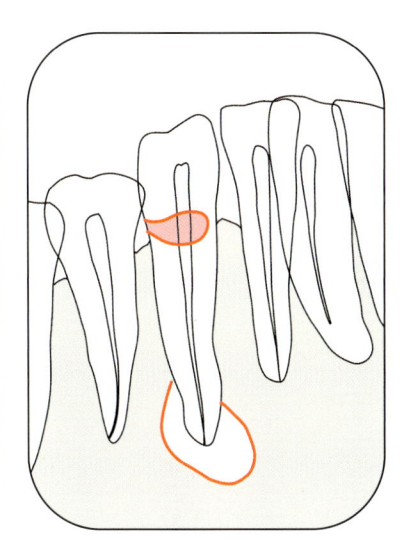

図3-3 ３|の根尖部の違和感が主訴である。打診痛があり、歯頸部のレジン充填部位からの感染による根尖病変が疑われる。

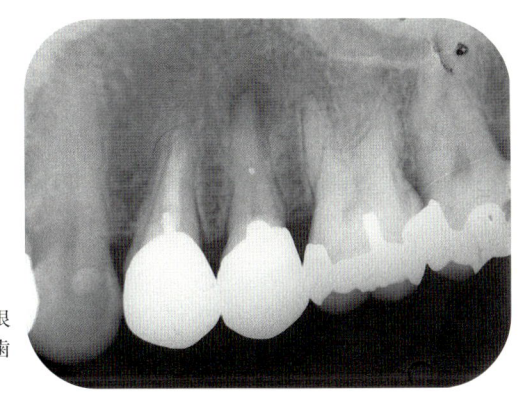

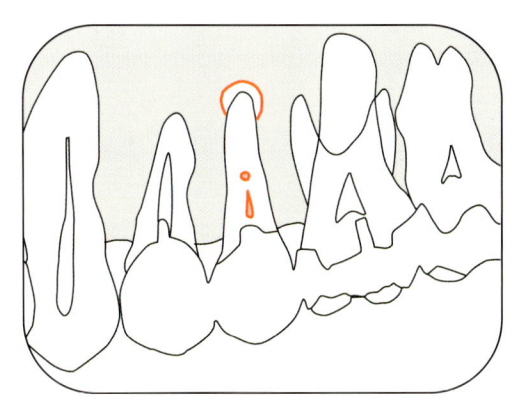

図3-4 |5に見られる根尖病変。頰側の根尖部歯肉に瘻孔が存在する。

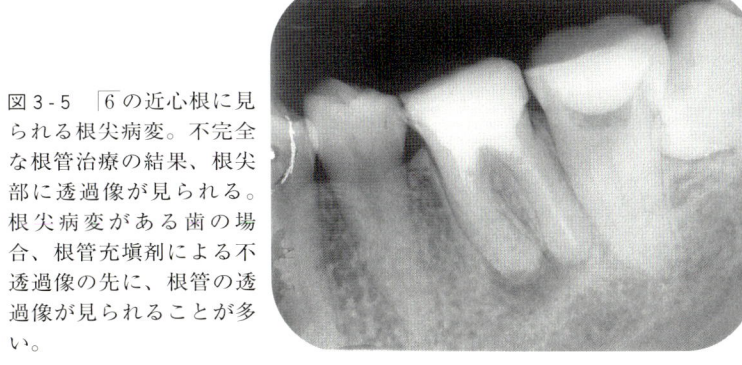

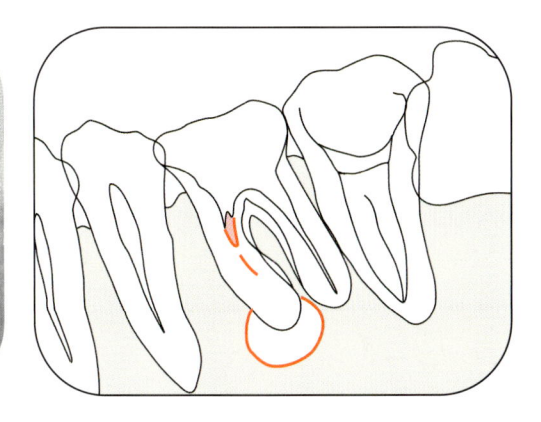

図3-5 |6の近心根に見られる根尖病変。不完全な根管治療の結果、根尖部に透過像が見られる。根尖病変がある歯の場合、根管充填剤による不透過像の先に、根管の透過像が見られることが多い。

2 エックス線写真像に見る根尖病変の病態像

根尖病変の病態像

■術前

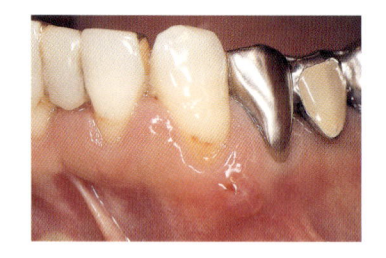

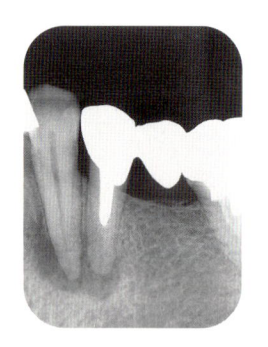

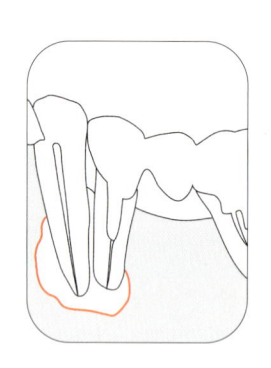

図3-6 ③に違和感を訴える。歯肉には瘻孔が見られる。③④の根尖を取り囲むように透過像を認める。

■術後

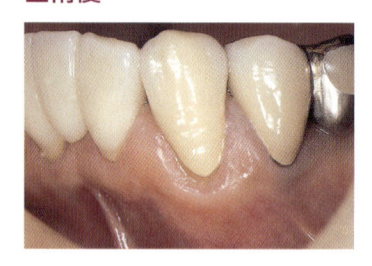

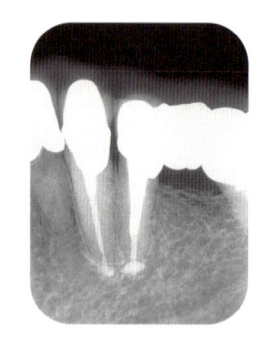

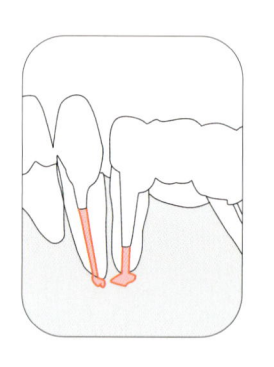

図3-7 歯髄診断の結果、失活歯であったため、感染根管処置を行い約1年2ヵ月後のエックス線写真像。根尖部の透過像は消失し、歯肉の瘻孔も消失した。

■術前

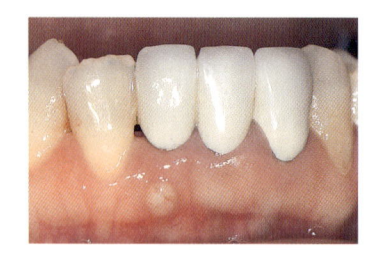

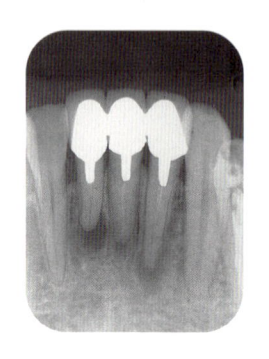

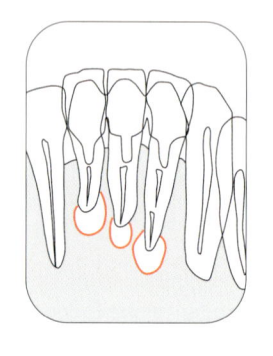

図3-8 口腔内写真から①の根尖部付近に瘻孔が認められる。エックス線写真像からは①①②の根尖部に透過像が確認できる。不完全な根管治療による根尖病変と考えられる。

■術後

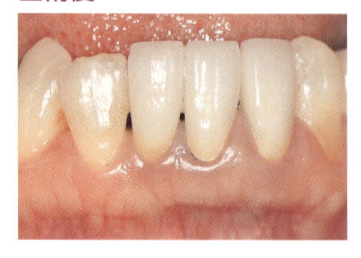

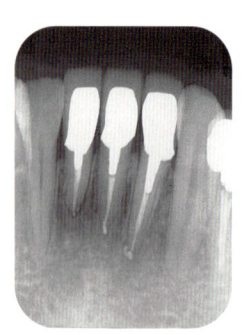

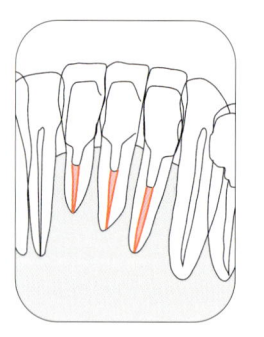

図3-9 図3-8より術後1年6ヵ月後の状態。エックス線写真像から、根管治療後に根尖病変が消失している状態が認められ、口腔内写真からも瘻孔が消失していることが確認できる。

PART2 エックス線写真から見えるもの、読めるもの、わかるもの

■術前

図3-10 1|1の正中離開を主訴に来院。不適合補綴物の再製のためエックス線写真診査を行った結果、臨床症状はないが2 1|1 2根尖部に透過像を認めた。また、1|1には軽度の歯根膜腔の拡大を認めた。

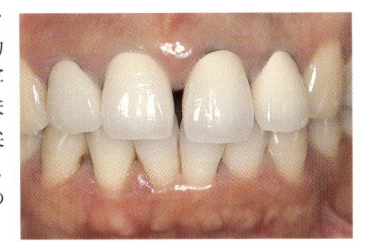

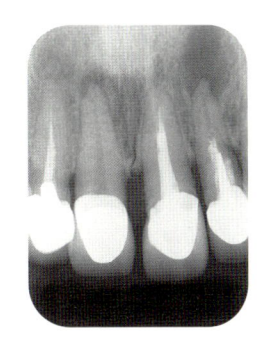

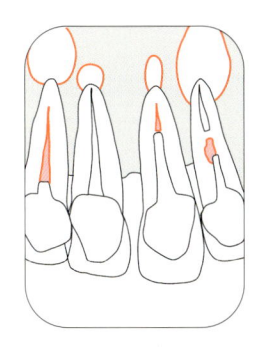

■術後

図3-11 図3-10より術後1年の状態。エックス線写真像から、根管治療後に根尖病変が消失している状態が認められ、1|1の歯根膜腔の拡大も消失している。

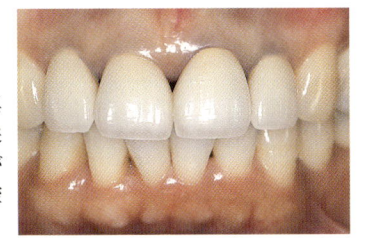

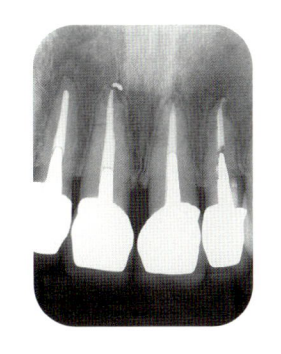

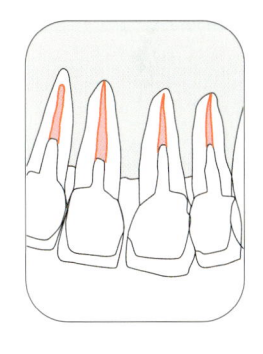

側枝の病態像

■術前

図3-12 口腔内写真からは確認できないが、エックス線写真像から|1近心根尖から約5mmのところに透過像が認められ、側枝の開口部がここに位置していると考えられる。

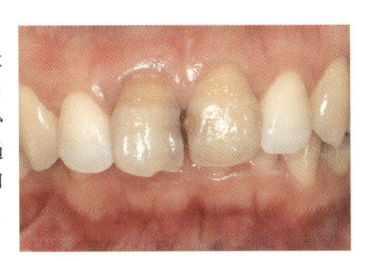

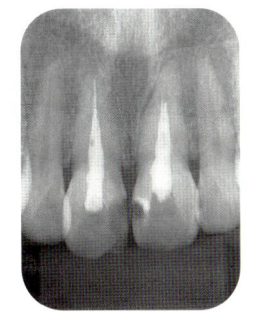

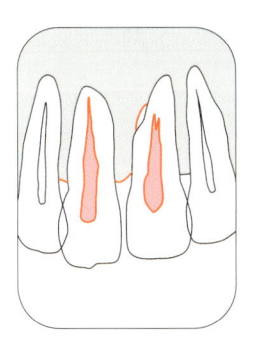

■術後

図3-13 図3-12の治療直後の状態。エックス線写真診査の結果、やはり根充剤の圧入方向から側枝に起因する病変であったと考えられる。やや歯根面の吸収を疑うような像も認められる。

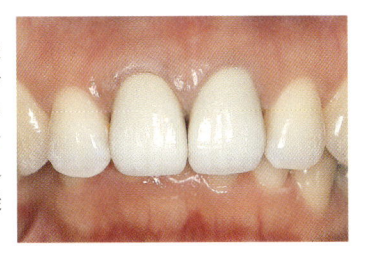

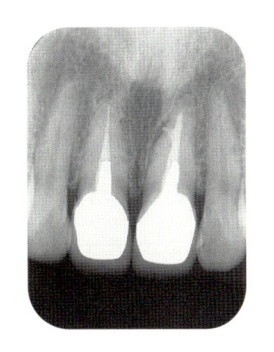

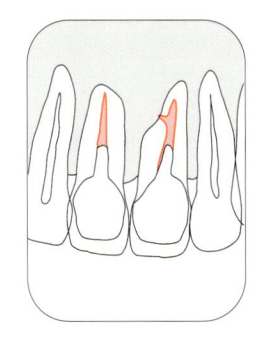

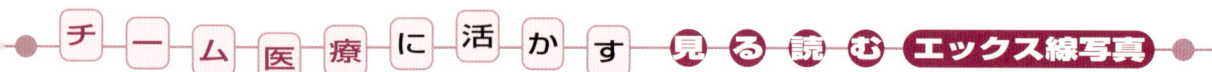

4 PART2 エックス線写真から見えるもの、読めるもの、わかるもの
咬合性外傷のエックス線写真像

1 エックス線写真像で確認すべき咬合性外傷の病態

　咬合力が何らかの原因により歯周組織に外傷力として作用した結果生じた病変を咬合性外傷といい、①歯周組織は健康であるが咬合力が過大であるために生じるもの、②咬合力は適正であるが歯周組織に問題があるため結果として外傷力として働く場合、③咬合力、歯周組織ともに問題はないが、時間経過とともに両者のバランスが崩れ結果病変として発症したもの、の三つに大別できます。エックス線写真像では歯根膜腔の拡大、歯槽硬線の消失、垂直性骨吸収、歯根吸収などが特徴的な所見として確認できます。歯の動揺は、それが生理的範囲のものであるのか、生理的範囲を超えた場合、付着の喪失、すなわちアタッチメントロスが存在するか否かなどを他の診査結果も踏まえ、総合的に判断することが治療の第一歩といえるでしょう。

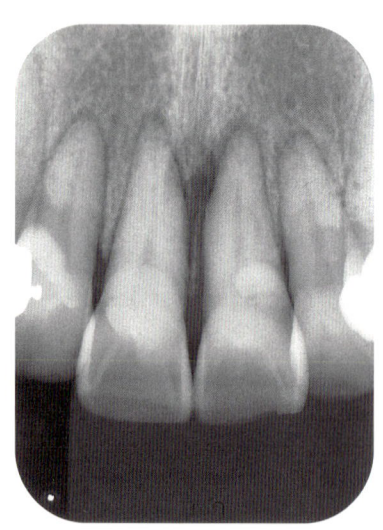

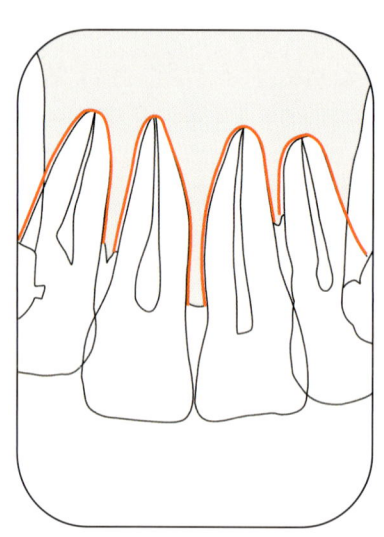

図4-1-a、b　過大な咬合力、下顎臼歯部の欠損により、上顎前歯は下顎前歯の突き上げを受ける。このとき、力の加わる方向は下顎が歯軸に垂直に対して上顎では水平に近い角度に作用する。

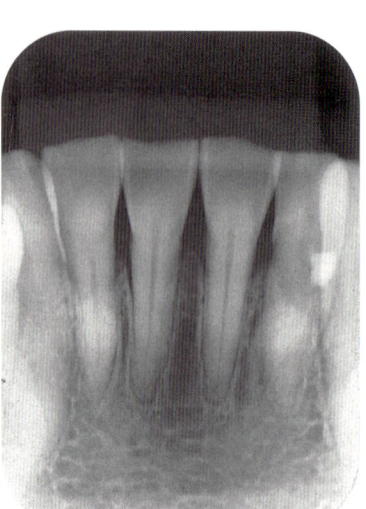

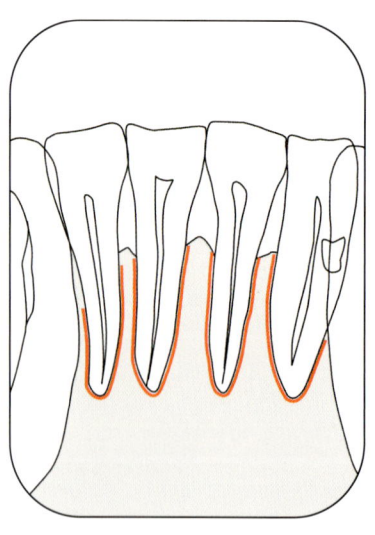

図4-1-a　2 1|1 2では歯根膜腔の拡大と歯槽硬線の消失を認めるが、付着の喪失は認められなかった。

図4-1-b　下顎ではわずかな歯根膜腔の拡大が認められるものの、歯槽硬線は消失していない。

PART2　エックス線写真から見えるもの、読めるもの、わかるもの

図4-2-a、b　一般的に4|4は過大な咬合力の影響を強く受けることが多い。この症例でも根尖に及ぶ付着の喪失と著しい動揺のために抜歯を余儀なくされた。側方運動時のジグリングが破壊的に作用すること、付着の喪失が起こると根面のグルーブや分岐部を介してプラークが侵入し炎症が波及しやすくなることなどがその理由として考えられる。

図4-2-a　4|に根尖付近まで達する骨吸収像を認める。隣在歯にも歯根膜腔の拡大や歯槽硬線の消失がみられるが、4|に比べて著明ではない。

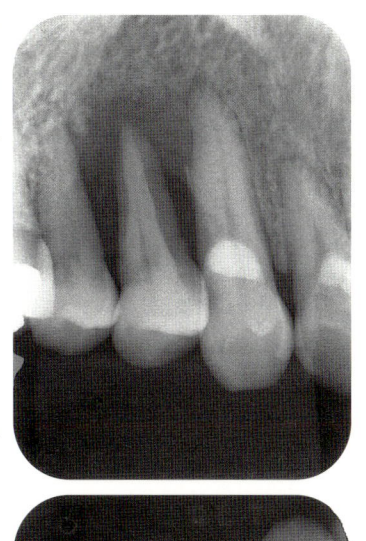

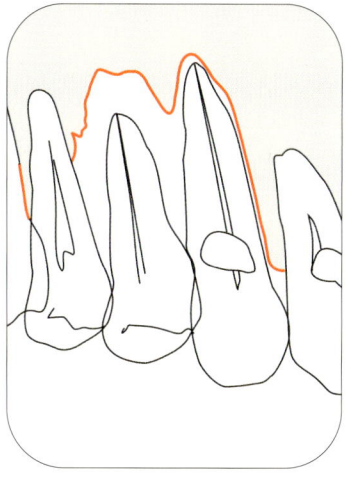

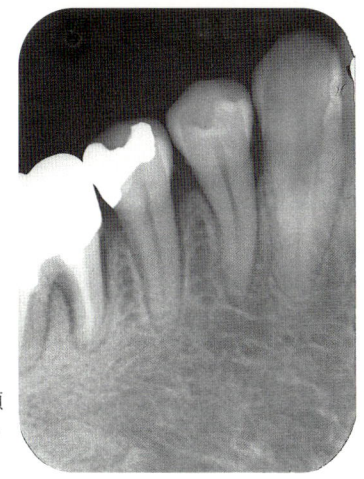

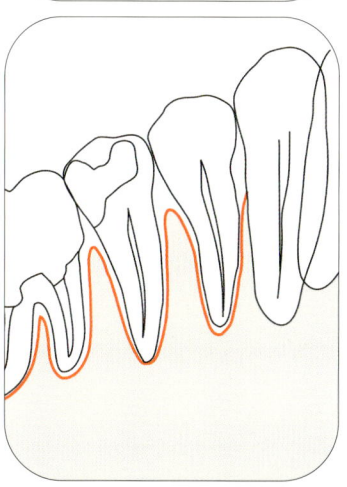

図4-2-b　6 5 4|に歯根膜腔の拡大がみられるが上顎に比べると変化は少ない。臨床的に深い歯周ポケットは認められない。

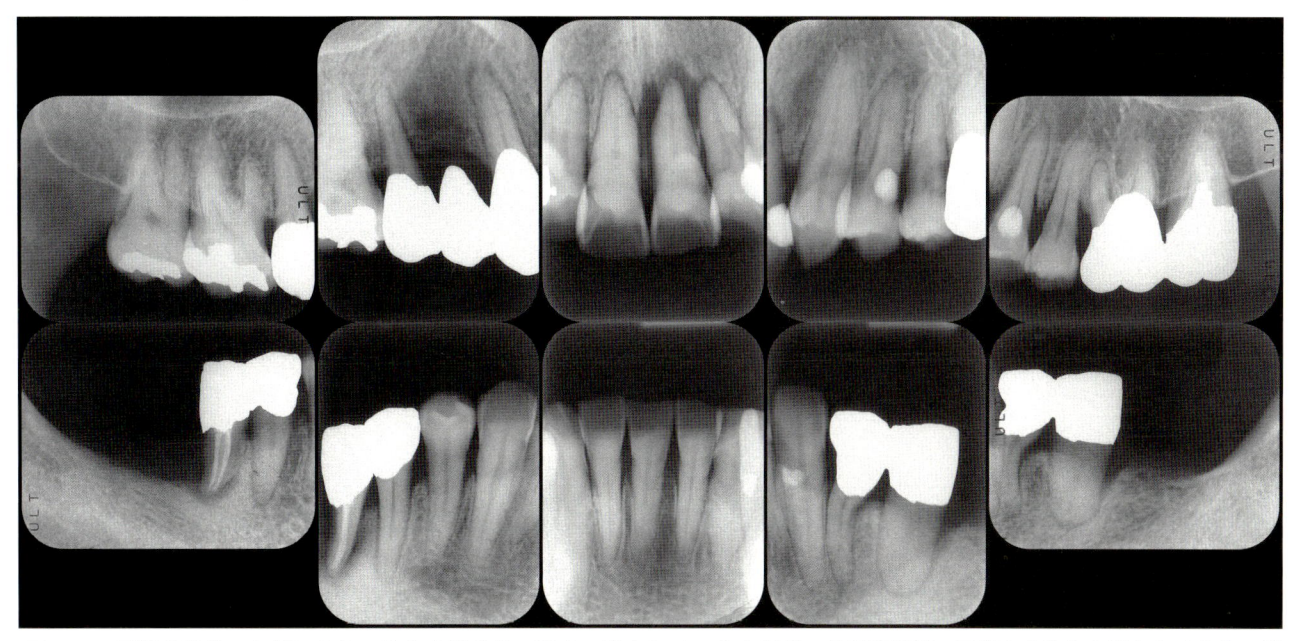

図4-3　下顎大臼歯の欠損により、咬合支持歯数の減少、残在している小臼歯の歯根面積等の不利な条件から過大な咬合力に対応できず、すべての歯に歯根膜腔の拡大が認められる。それとは対照的に、上顎大臼歯には病的変化は認められない。

37

チーム医療に活かす 見る読む エックス線写真

2 エックス線写真像に見る咬合性外傷の病態像

歯根膜腔の拡大

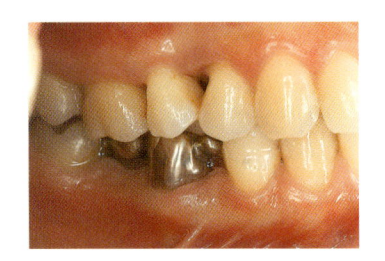

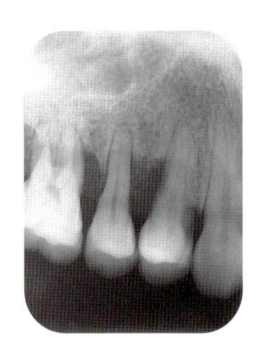

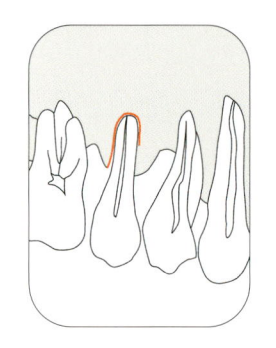

図4-4 歯肉縁上・縁下のプラークコントロールに比して、垂直性の骨吸収が顕著であり、5|には歯根膜腔の拡大を認める。5|の歯の形態が外傷を受けやすいのか？ 対合歯補綴物が咬合に影響を与えやすいのか？

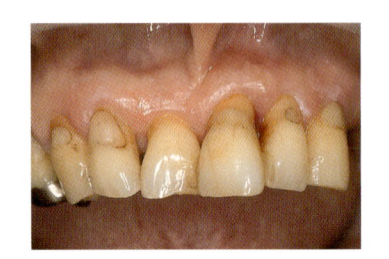

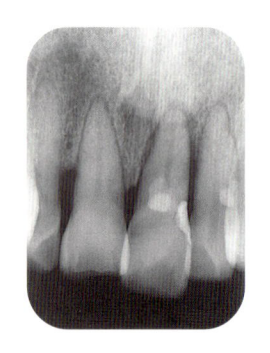

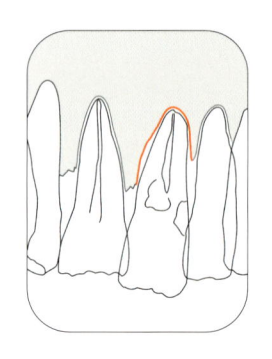

図4-5 |1は切端の咬耗および歯肉の退縮を認め、動揺は2度である。根尖部に及ぶ歯根膜の拡大を認める。

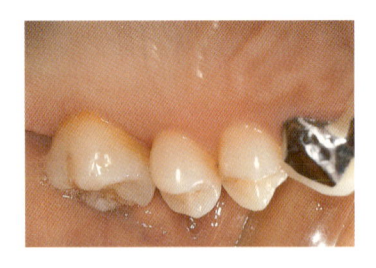

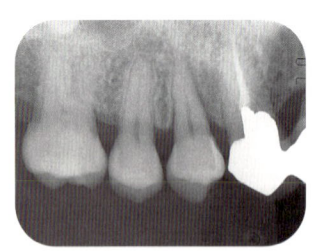

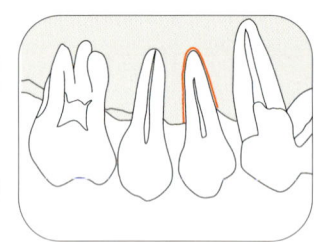

図4-6 4|に根尖より歯頸部に向かって広がった歯根膜腔の拡大が認められる。口腔内写真から3|より4|の側方運動時のガイドが強いため、歯根が短いことも重なり咬合性外傷が起こったと考えられる。

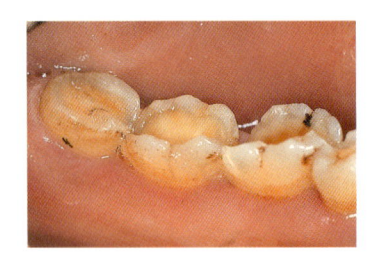

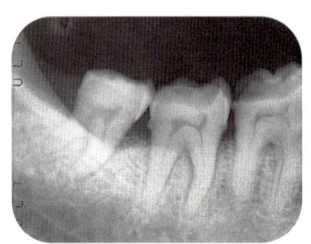

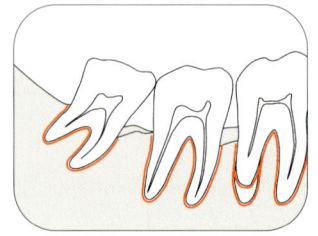

図4-7 7 6|歯頸部付近の歯根膜腔の拡大が根分岐部にまで及ぶ。口腔内写真の鋭利な咬耗状態からクレンチングによるDCS（Dental Complex Syndrome）と推測される。

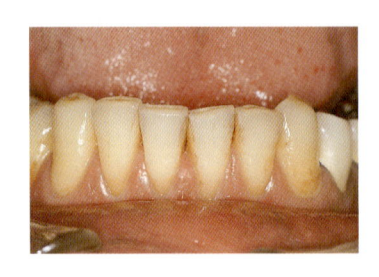

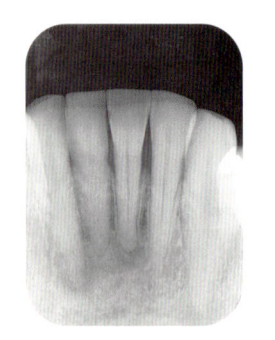

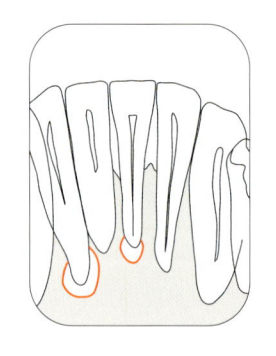

図4-8 2|1の根尖部に咬合性外傷を感じさせる反応性骨吸収像が認められる。口腔内写真からも、下顎前歯の先端にかなりのブラキシズムによる咬耗が確認できる。

38

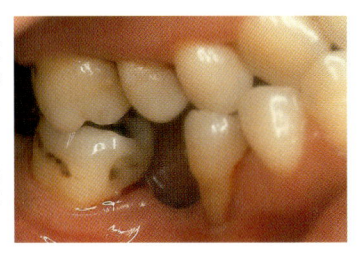

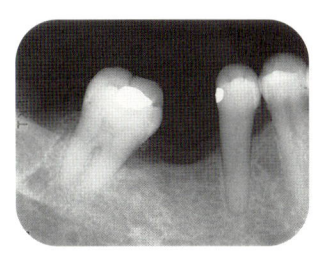

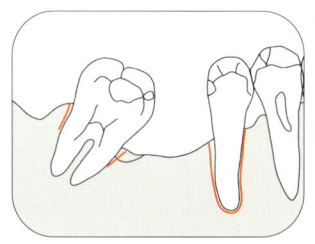

PART2　エックス線写真から見えるもの、読めるもの、わかるもの

図4-9　5̲に歯根膜腔の拡大および根尖部の骨吸収が確認できる。6̲欠損のため7̲は近心傾斜している。このため小臼歯の咬合負担過大が推察される。咬合の再構成が急務である。

セメント質の剥離

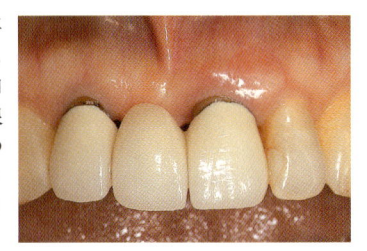

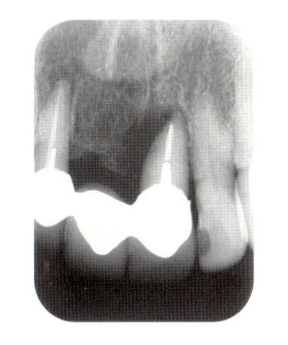

図4-10　補綴物装着後18年の症例。1̲の鈍痛を訴える。辺縁から歯根中央部の歯肉に腫脹を認める。1̲の歯根吸収と歯根近心部に形態の変化を認める。デブライトメントを試みると、魚のうろこ状破片が取れてきた。

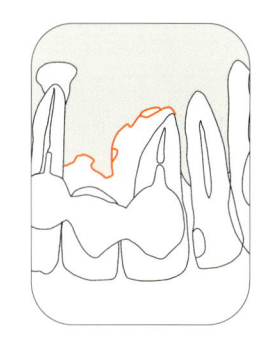

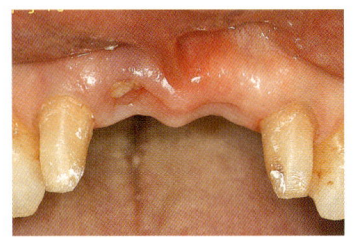

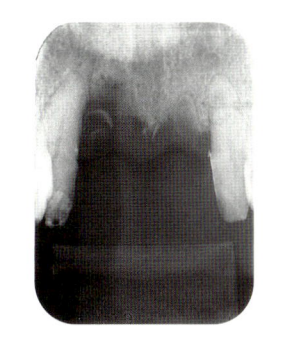

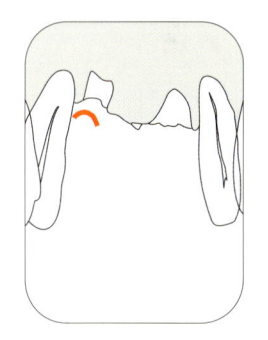

図4-11　1|1は二次性咬合性外傷で抜歯になった。抜歯窩根尖相当部に根尖部セメント質の形を推測させる不透過像が認められる。その後その形状の歯の一部が出てきた。病理組織検査をしたわけではないが、セメント質の剥離が疑われる。

矯正力による歯根吸収

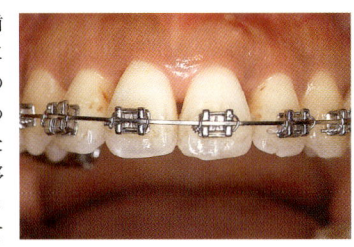

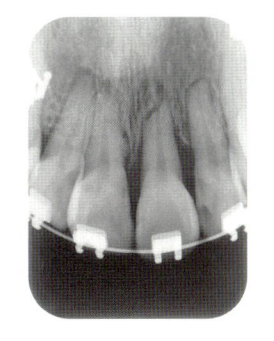

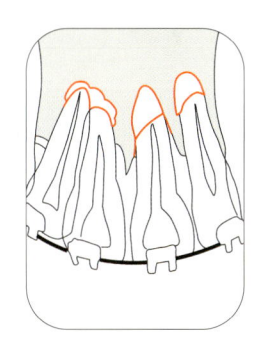

図4-12　2+2根尖部に歯根吸収を認める。特に1̲の吸収は大きく、歯軸の近心傾斜を改善させるために歯根を近心に回転させたため生じたと思われる。移動側のほうが吸収量が大きいため、吸収面は傾斜している。

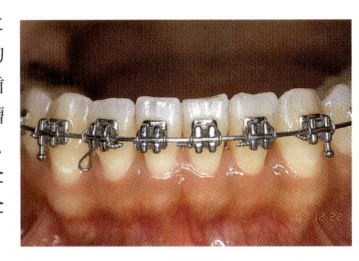

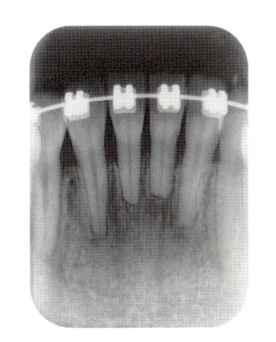

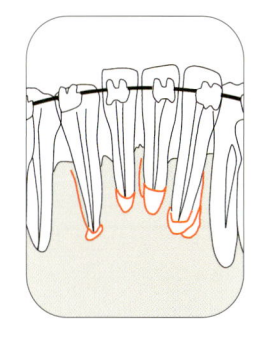

図4-13　2+2歯根尖部に歯根吸収を認める（特に中切歯の吸収が大きい）。4前歯歯根の向かって右側の歯槽硬線が消失しているので、この吸収も歯軸の改善のために歯根を右に移動させたためと思われる。

39

5 PART2 エックス線写真から見えるもの、読めるもの、わかるもの
歯根破折のエックス線写真像

1 エックス線写真像で把握しておくべき病態

　歯根破折の診断法には、問診、視診、光透過法、打診、冷熱反応、咬合のチェック、プロービング、エックス線写真、充塡物除去、歯肉の色、歯の動揺度、細菌検査、診断的外科などがあります。根管性破折や根尖性破折には、エックス線写真やプロービングによる破折線の位置や角度、歯槽骨吸収の程度などを把握する推定診断にはかなり有効な手段になり得ます。

　特に歯周病の急性発作と臨床所見が似ているような場合には、エックス線写真診査が鑑別診断の重要な役割を果たします。

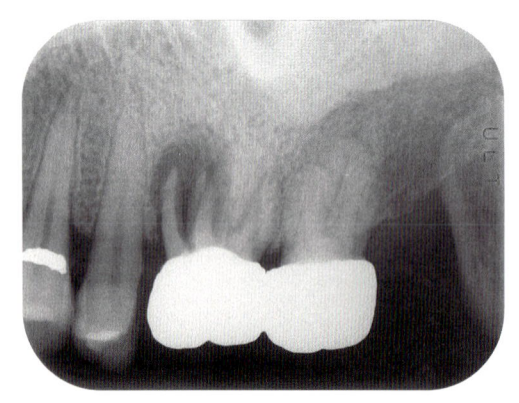

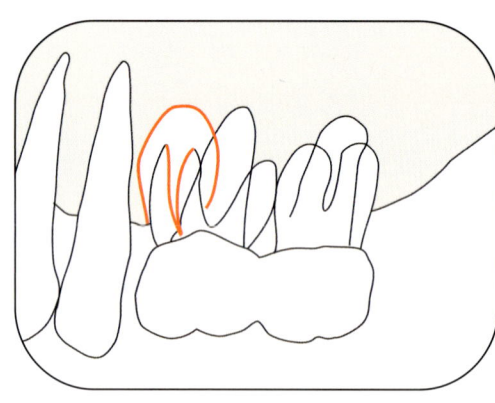

図5-1　患者はまったく自覚症状がないが、歯肉に変化を認めたため、エックス線写真を撮影したところ、6 近心根に破折を認めた。破折歯根周囲にエックス線透過像も確認できる。その後、近心根のみ抜根となった。

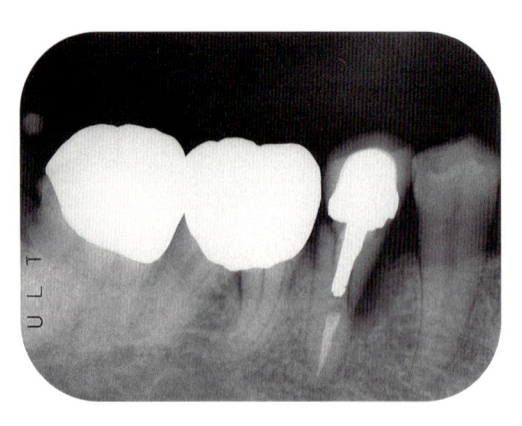

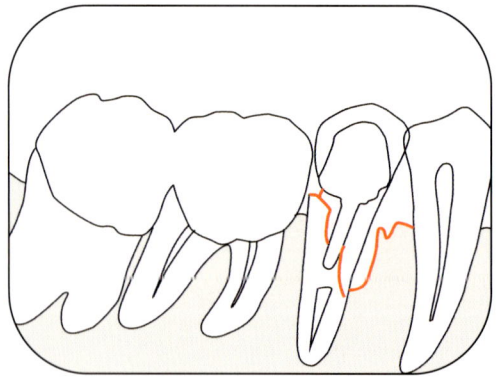

図5-2　5 斜めに走る歯根破折のエックス線写真像。歯根の近心破折部では骨の吸収をも認める。骨の吸収を回避するためには、早期抜歯への患者の理解が必須。

2 エックス線写真像に見る歯根破折の状態

図5-3 ⌐6の瘻孔を主訴として来院。補綴物を除去してプローブを挿入すると、その部位のみ10mm以上挿入できる。エックス線写真像から、近心根に縦に破折線らしい像が確認でき、骨の透過像も認められる。

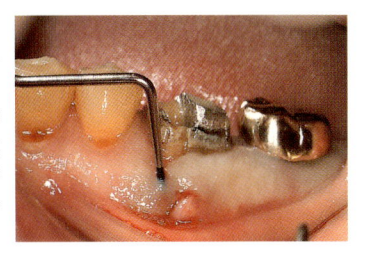

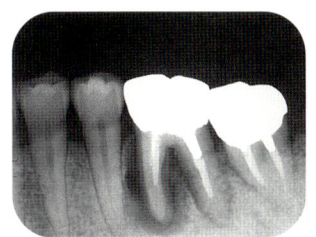

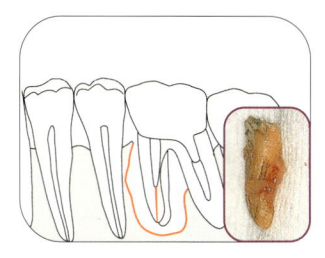

図5-4 メインテナンスに入り、4年経過後に3⌐に発赤と鈍痛を伴って来院。エックス線写真像から、ポストコアの先端から斜めに破折線が認められる。骨の吸収像と歯根全体の歯根膜腔の拡大も確認できる。

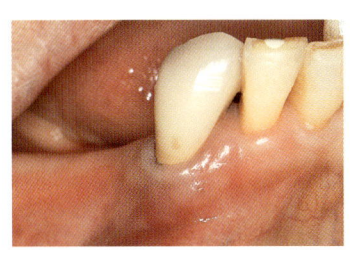

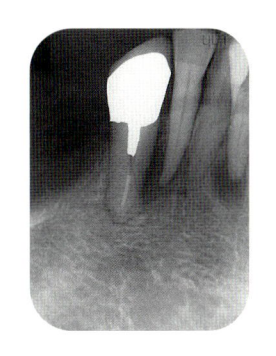

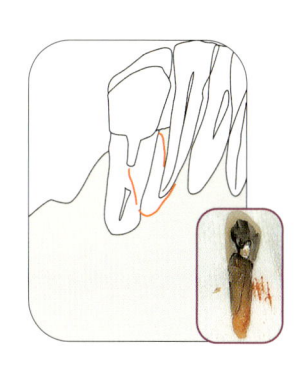

図5-5 メインテナンス中に⌐4に腫脹。歯根破折を疑いエックス線写真を撮影したが、鮮明な破折線は見えない。外科的診断を行った結果、頬側近心に破折線を認めた。

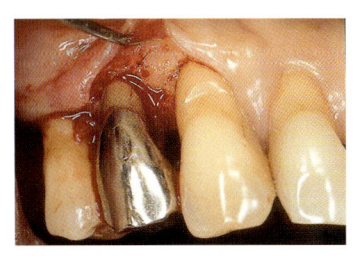

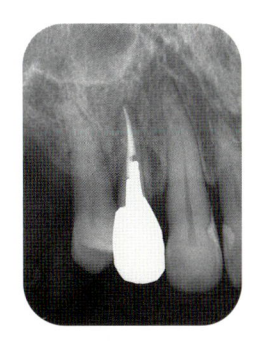

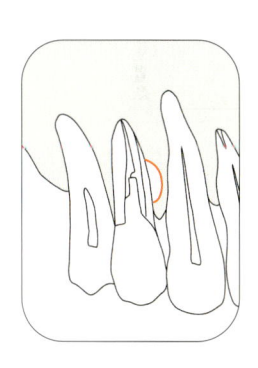

図5-6 患者が別の部位を主訴として来院した際に、エックス線写真10枚法を撮影し発見。エックス線写真像でブリッジの支台歯⌐5の破折、特に破折片が遠心に移動している状態が確認できる。

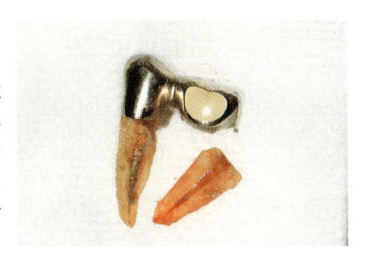

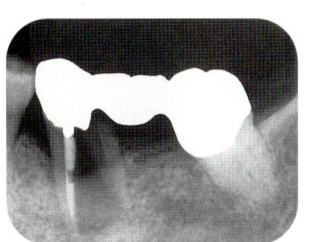

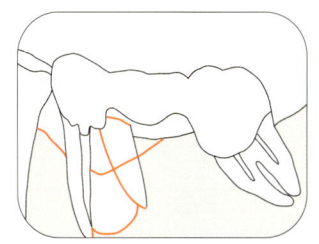

6 PART2 エックス線写真から見えるもの、読めるもの、わかるもの
外傷のエックス線写真像

1 エックス線写真像で確認すべき外傷の病態

　外傷による病態としては、歯根破折、歯冠破折、脱臼、亜脱臼、骨折および打撲などがあげられます。その中で歯冠破折や完全脱臼などは口腔内所見より容易に確認することが可能ですが、歯根破折、亜脱臼、骨折および打撲による歯髄や歯周組織の変化などの診査にはエックス線写真が必須です。これらの病態診査においてエックス線所見として、破折線の有無およびその状態、歯髄の状態（生活歯か失活歯か）、歯根膜腔の状態、歯槽骨吸収の状態およびその形態などが重要になります。外傷の場合、受傷時の状態、経過、軟組織および硬組織の損傷状態などから緊急性の有無や処置の優先順位を考え、対処することが歯科衛生士として大切でしょう。

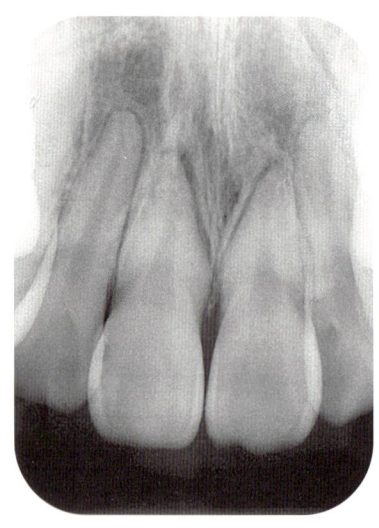

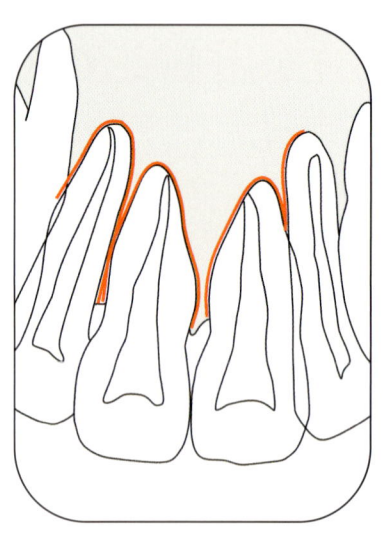

図6-1　スキーで転倒した患者。1|1が唇側へ歯槽骨の骨折を少し伴って亜脱臼していることが口腔内所見から認められた。動揺度は2〜3度である。エックス線写真像から、1|1は歯根面全周にわたる歯根膜腔拡大の透過像が認められる。

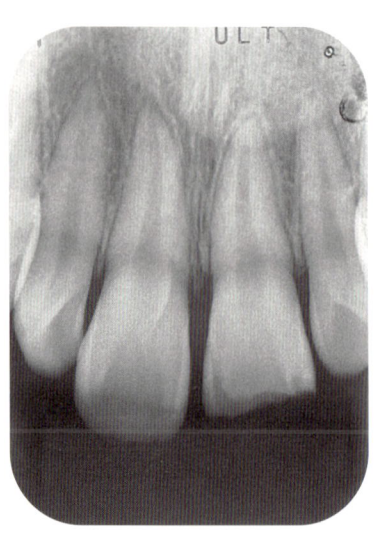

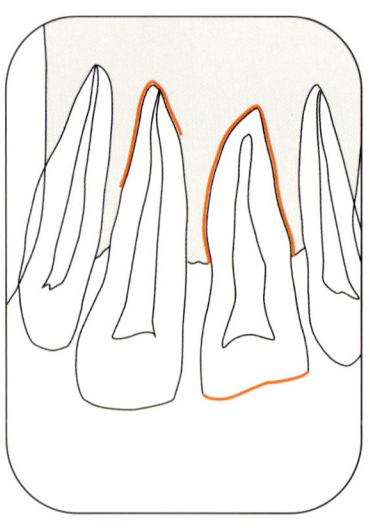

図6-2　交通事故により|1が破折し来院。破折がエナメル質と象牙質に限局し、歯髄の露出を伴わない単純歯冠破折である。このような場合でも、歯根破折を疑って、エックス線診査を行うことが大切である。

●外傷の治療に見る、骨の状態

外傷による組織損傷には、歯根膜腔拡大や、歯根破折、歯槽骨破折、歯髄破壊による根尖病変などがあげられる。そのためエックス線写真で確認しながら、下記のような個々の対応をしなければならない。

図6-3-a　当時9歳男児。野球のボールがぶつかり破折して来院。|1は歯髄が露出しており出血が見られる（複雑歯冠歯根破折）。1|は破折がエナメル質と象牙質に限局している（単純歯冠破折）。エックス線写真像で破折の状態と2+2歯根膜腔拡大の透過像が認められる。

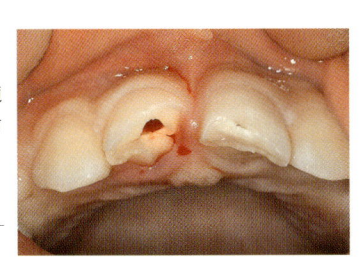

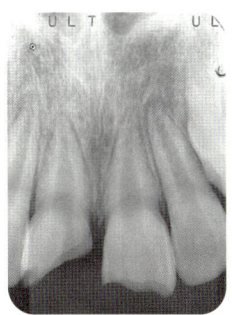

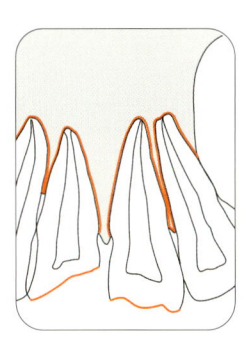

図6-3-b　1|は歯根側破折片の一時的な抜歯を行い、破折部位を歯肉縁上に出すため、歯根を180度回転して（頬舌側の歯頸線の差を利用）、約4mm挺出させた状態で再植立した。日を別にして、根管治療も行った。

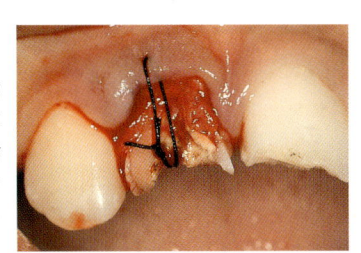

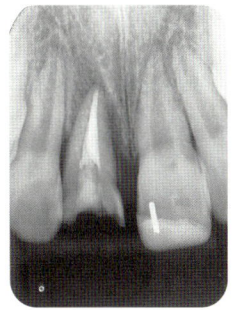

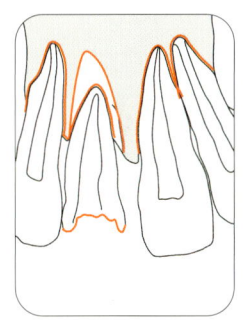

図6-3-c　図6-3-bより2年6ヵ月後。ジュースの瓶がぶつかり、再び|1に歯冠破折を起こして来院。打診痛があり、エックス線写真像から大きな根尖病変を認める。前回の歯冠破折時の外傷が原因と考えられる。根管治療を必要とした。

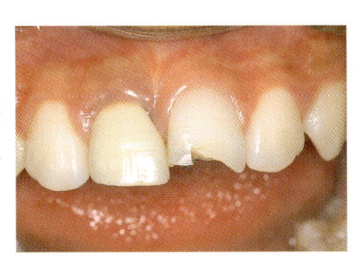

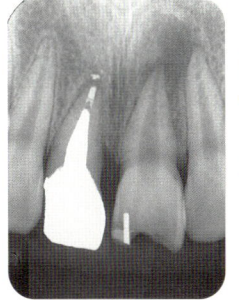

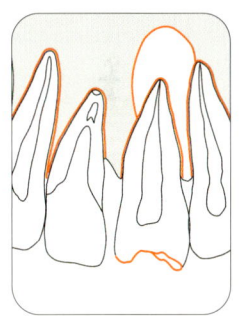

図6-3-d　図6-3-cより4年後。再び野球のボールがぶつかり|1深部歯根破折を起こして、救急病院にて抜歯した後来院。エックス線写真像から、1|はほぼ歯槽骨の安定が認められる。

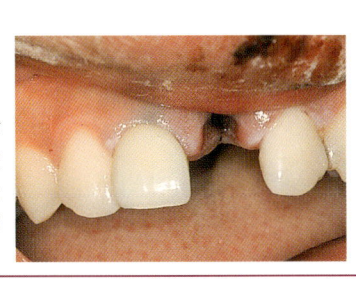

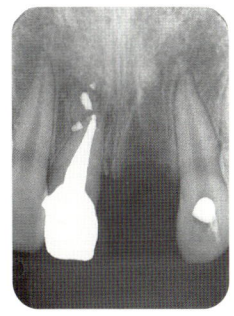

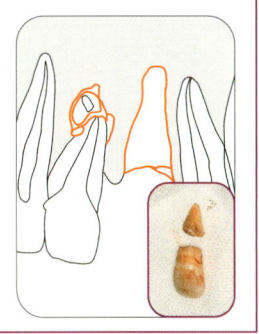

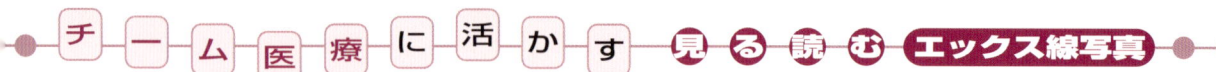

7 PART2 エックス線写真から見えるもの、読めるもの、わかるもの
不適合補綴物のエックス線写真像

1 エックス線写真像で確認すべき不適合補綴物の状態

　エックス線写真像で確認できる補綴物の状態は、マージンの適合、形態（カントゥア）の良否、咬合関係、二次う蝕の有無、メタルコアの大きさや適合状態、合着用セメントの状態（取り残し）などがあげられます。歯肉の炎症が、プラーク由来のものではなく、装着された不適合補綴物が原因となる場合も多く、そのような不適合補綴物はプラークコントロール不良となる因子の一つです。エックス線写真像での診断は、特に歯肉縁下にあるマージン部の適合状態や二次う蝕の発見において補綴物の不透過像とコントラストがはっきりするので非常に有効な手段であり、日常臨床において頻繁に行われる診断方法です。

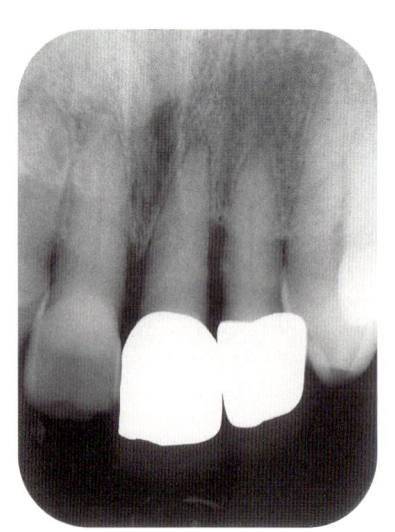

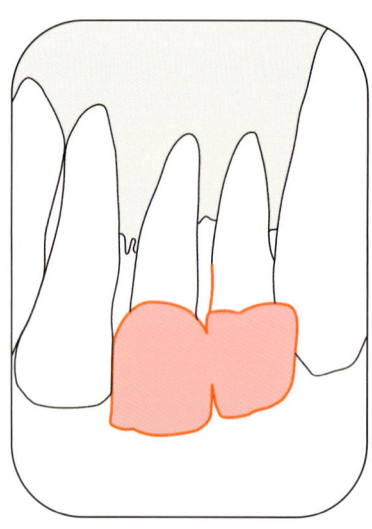

図7-1　|1 2に見られる不適合補綴物。かなりのオーバーマージンになっており、プラークコントロールの妨げとなる。

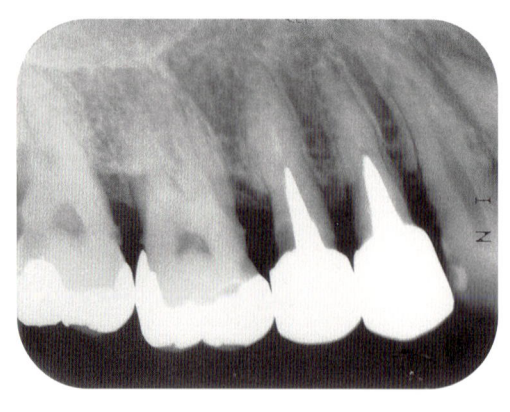

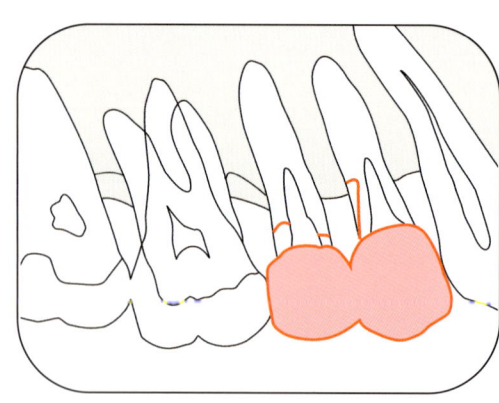

図7-2　上顎右側に見られる不適合補綴物。特に5 4|においてはマージン部の不適合や、歯肉縁下部における二次う蝕も見られる。

PART2 エックス線写真から見えるもの、読めるもの、わかるもの

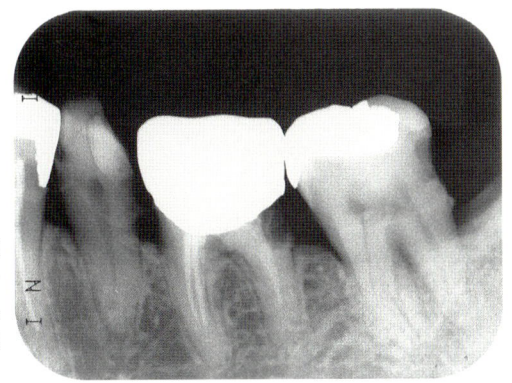

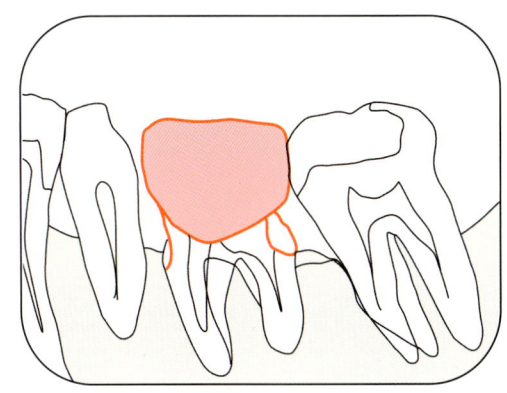

図7-3 6⌋の不適合補綴物、マージン部の不適合およびカントゥアの不良があり、大きな二次う蝕が発生している。

図7-4 ⌊4 5を支台とした延長ブリッジ。マージン部の不適合、オーバーカントゥア、合着用セメントの取り残しが見られ、補綴物の設計や咬合関係の不調和からと思われる歯根膜腔の拡大も見られる。

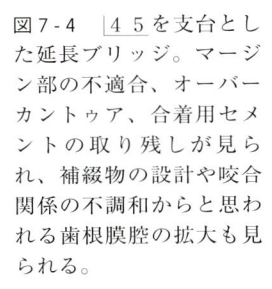

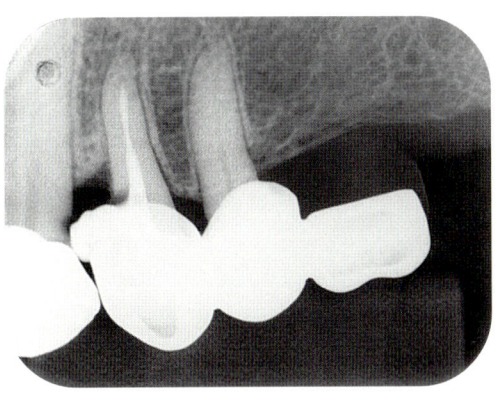

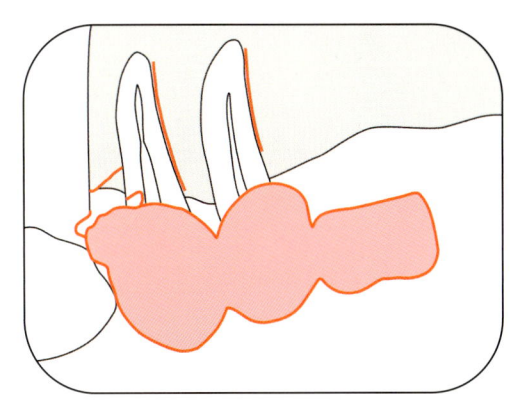

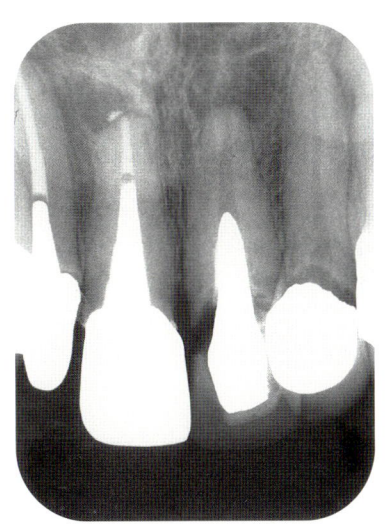

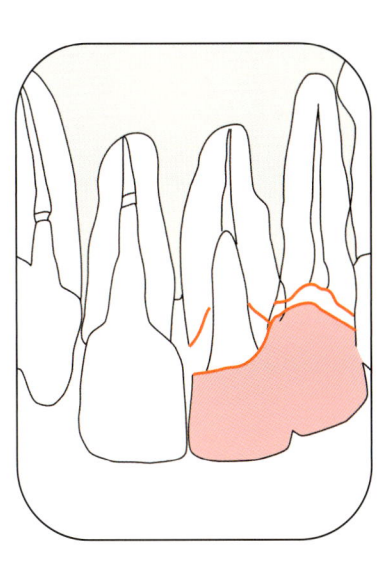

図7-5 ⌊1 2のメタルボンド。マージンの適合不良を認める。肉眼的には確認できなかったが、エックス線写真により歯肉縁下う蝕が発見できた。

45

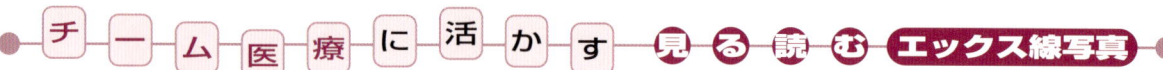

チーム医療に活かす 見る 読む エックス線写真

2 エックス線写真像に見る不適合補綴物の状態

不適合補綴物のマージン部にう蝕が生じた症例

■術前

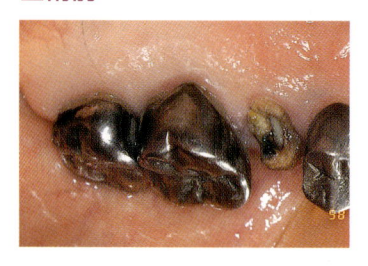

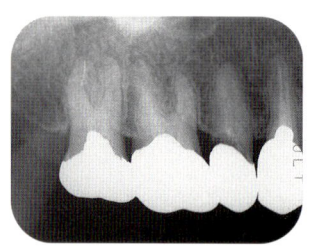

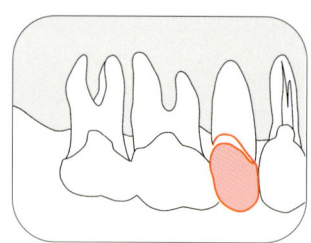

図7-6　不適合補綴物とプラークコントロール不良が原因で、5」、特にマージン部に大きなう蝕の存在がエックス線写真像で確認できる。脱離した状態の口腔内写真からも、大きいう蝕が認められる。

■術後

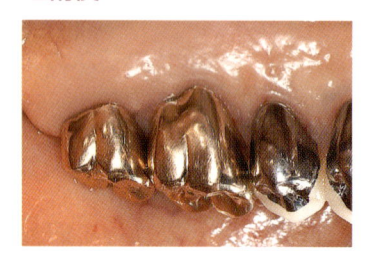

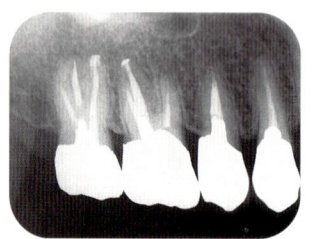

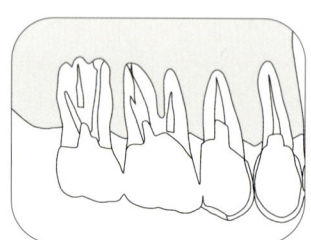

図7-7　元来、歯周疾患よりう蝕リスクが高いと思われる口腔内である。補綴物の適合性を向上させ、特に歯間部は同サイズの歯間ブラシが挿入できるように配慮した。エックス線写真像からは歯槽硬線の明瞭化が認められる。

補綴物の形態不良のため、プラークコントロールが不良な症例

■術前

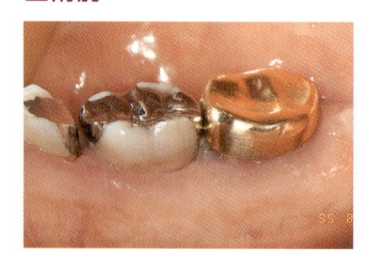

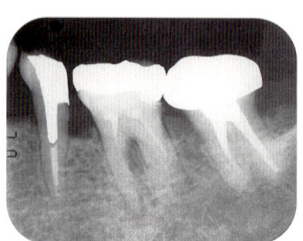

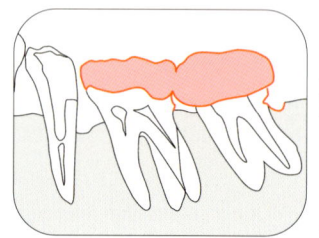

図7-8　下顎左側臼歯部に不適合補綴物を認め、特に「7においてはオーバーカントゥアを認める。結果的にプラークコントロール不良も加わって、水平性の骨吸収像も確認できる。

■術後

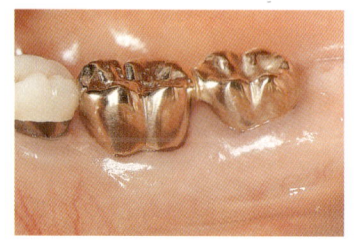

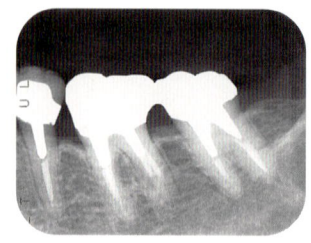

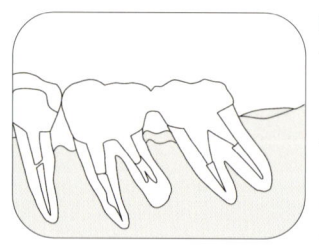

図7-9　適合性を向上させ、エマージェンスプロファイルを考慮した補綴物を作製した。歯周治療終了後5年経過した現在、プラークコントロールも向上し、歯周組織も安定している。

PART2 エックス線写真から見えるもの、読めるもの、わかるもの

不適合補綴物が原因で歯肉に炎症が生じた症例

■術前

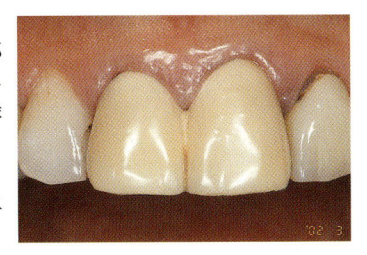

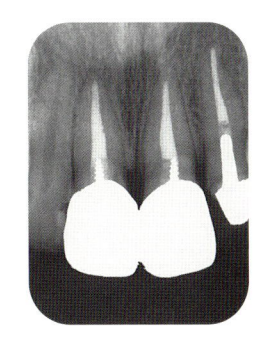

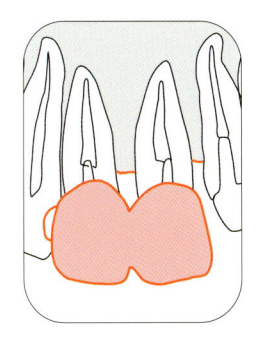

図7-10 補綴物マージン部の適合が不調和であり、エキスプローリングで歯肉縁下にステップを触知できる。エックス線写真を見ることで、歯根からの立ち上がりに問題を認める。

■術後

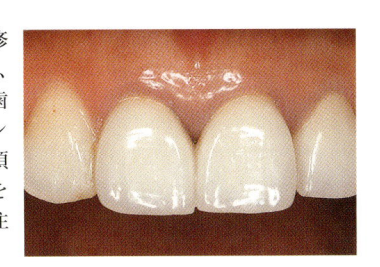

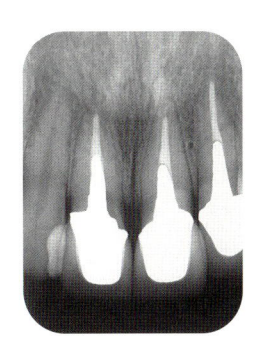

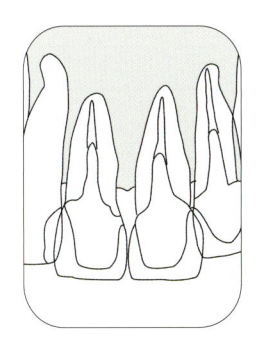

図7-11 根管治療と暫間修復物で経過を追った後に、最終補綴物を装着した。歯肉縁下に設定したマージンと歯根の連続性、また骨頂との距離（Biologic width）を阻害していないことに注目。

●生物学的幅径（Biologic width）とは

「プラークコントロールは良好で、歯肉縁下の状態も適合状態にも問題がないのになぜか補綴物周囲の炎症の改善が認められない」こんな経験をしたことはありませんか？　付着様式は、結合組織性付着、上皮性付着、歯肉溝で構成されていますが、統計的に結合組織性付着は1.07mm、上皮性付着は0.97mm、歯肉溝は0.69mm存在することが報告されています。これが生物学的幅径（Biologic width）と呼ばれるものです。これらは外来刺激から歯周組織を守っていますが、この生態防御機構を正常に機能させるためには、臨床的に歯槽骨辺縁より補綴修復物のマージンは3mm程度、歯肉溝底部より最低0.4mmの距離が必要であると考えられています。

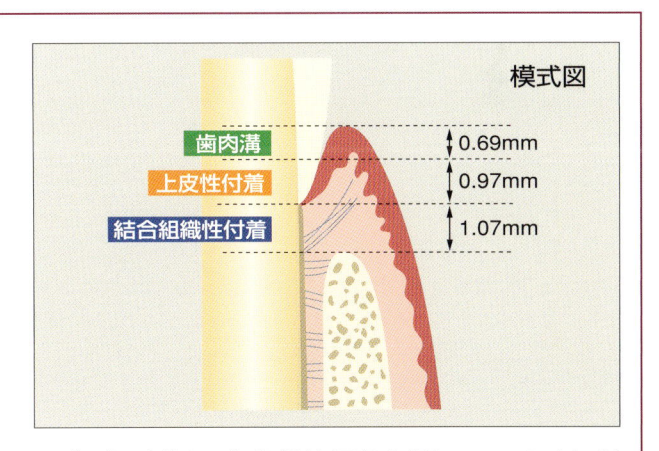

模式図

歯肉溝　0.69mm
上皮性付着　0.97mm
結合組織性付着　1.07mm

先述の例は、生物学的幅径を浸しているることが多分に想像でき、環境を修正しない限り改善は期待できません。診査は、通常の歯周診査のほか、場合によってはBone soundingも必要となることもあります。歯肉の炎症は種々の要因により生じることを再確認することが大切でしょう。

8 PART2 エックス線写真から見えるもの、読めるもの、わかるもの
埋伏歯のエックス線写真像

1 エックス線写真像で確認すべき埋伏歯の病態

　過剰歯や智歯が埋伏している場合、その診査・診断においてエックス線写真は必要不可欠です。過剰歯が歯の萌出や歯列形成、咬合関係に与える影響を考えると、乳歯列の早い時期にもエックス線写真撮影が必要な症例があります。また、智歯はその存在する位置により第二大臼歯の付着の喪失やう蝕の誘発因子になり得るため、十分な注意が必要です。現症として、智歯の存在がない場合でも、抜歯後であるのか、元来存在していなかったのかの判断をしましょう。

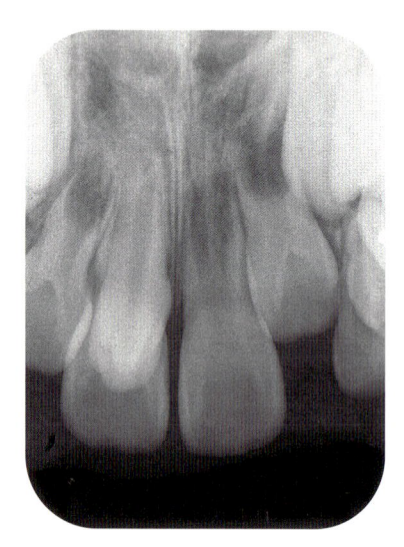

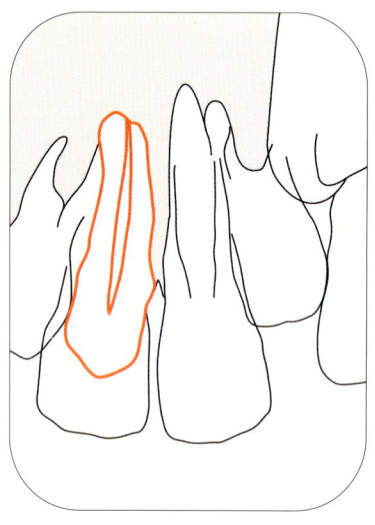

図8-1　正中過剰歯は正中離開の大きな原因となるため、エックス線写真は診断の重要なポイントとなる。1｜に重なって正中過剰歯が確認できる。しかしエックス線写真像では、唇舌的な位置関係の判断は難しい。

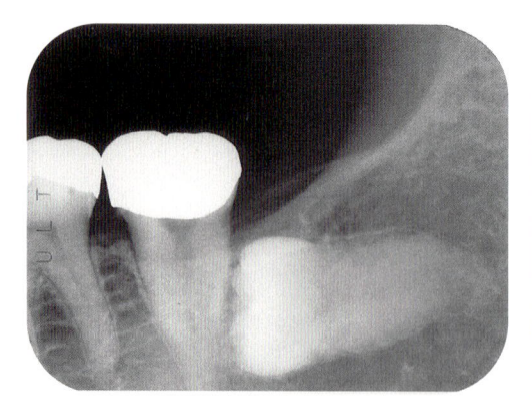

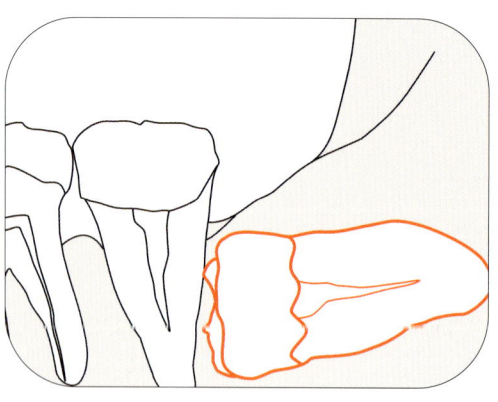

図8-2　水平埋伏歯の存在は、しばしば第二大臼歯（特に遠心）に悪影響を与えることがある。このケースでは｜7のう蝕や付着の喪失の初発因子となり得ることを注意しなくてはならない。それらを見落とすことのないように、また不適切なインスツルメンテーションにならないようエックス線写真を必読すべきである。

2 エックス線写真像に見る埋伏歯の状態

7番遠心のう蝕の病態像

図8-3 7⏌の歯髄炎で来院。口腔内写真からは判断はできなかったが、エックス線写真像から低位にある8⏌が原因でプラークの停滞を招き、う蝕を発生させたと考えられる。

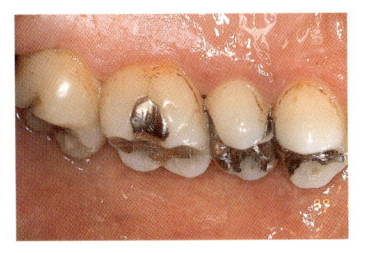

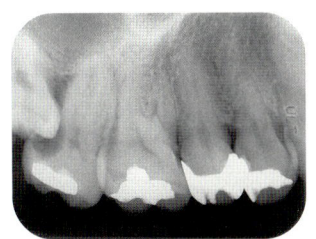

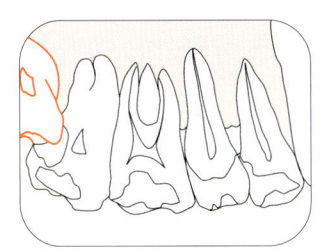

8番による7番の根吸収像

図8-4 口腔内写真からは想定できなかったが、エックス線写真像で水平性埋伏智歯が確認できる。そのため接している⏌7の遠心根面に根吸収像が認められる。

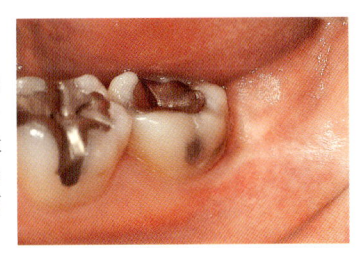

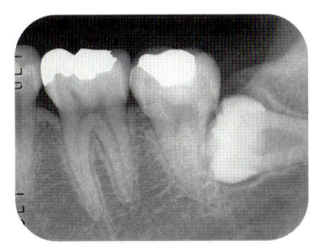

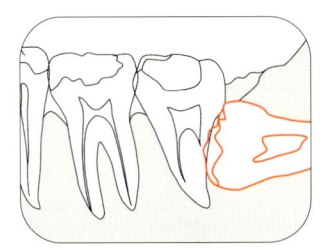

深いポケットの病態像

図8-5 ⏌7遠心にプローブを挿入すると、5mmの歯周ポケットが測定された。エックス線写真像から、水平性埋伏智歯の近接が確認され、それが原因でポケットが形成されたと考えられる。

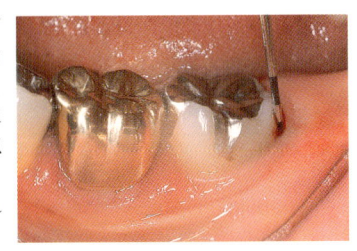

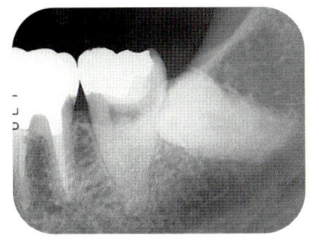

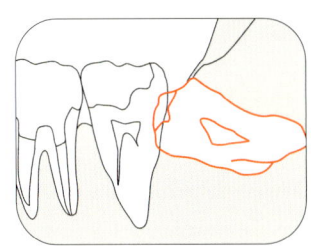

図8-6 プラークコントロールは良好である。プロービング時に⏌7遠心のみ深いポケットの存在を知る。プローブでの触知でも⏌8をイメージできるが、エックス線写真を撮影することでより理解できる。エナメル質とエナメル質という、そもそも付着のない隙間に入ったプロービング値を、感染による付着の喪失と考えてはいけない。

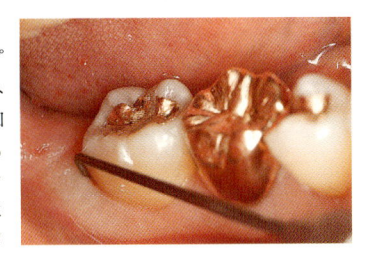

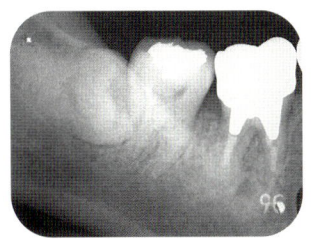

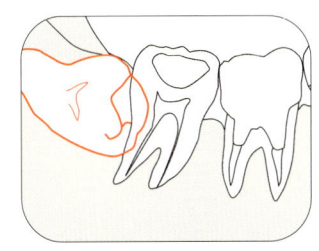

9 PART2 エックス線写真から見えるもの、読めるもの、わかるもの
歯の移動時のエックス線写真像

1 エックス線写真像で確認すべき歯の移動時の状態

　エックス線写真で確認できる歯の移動は、歯を平行に移動させる歯体移動と、歯を傾斜させる傾斜移動に大きく分けられます。具体的には、下図に示すように歯体移動は小さな傾斜移動の繰り返しで歯を移動させるもので、傾斜移動は大きな傾斜で歯を移動させる方法です。

　エックス線写真像上で観察されるそれぞれの動きの違いは、歯槽硬線に現れます。歯根が移動する場合、牽引側の歯槽硬線は幅を増し、圧迫側の歯槽硬線は菲薄化または消失して見えます。この歯槽硬線の見え方の違いによって、歯体移動か傾斜移動かの判断がつきます。

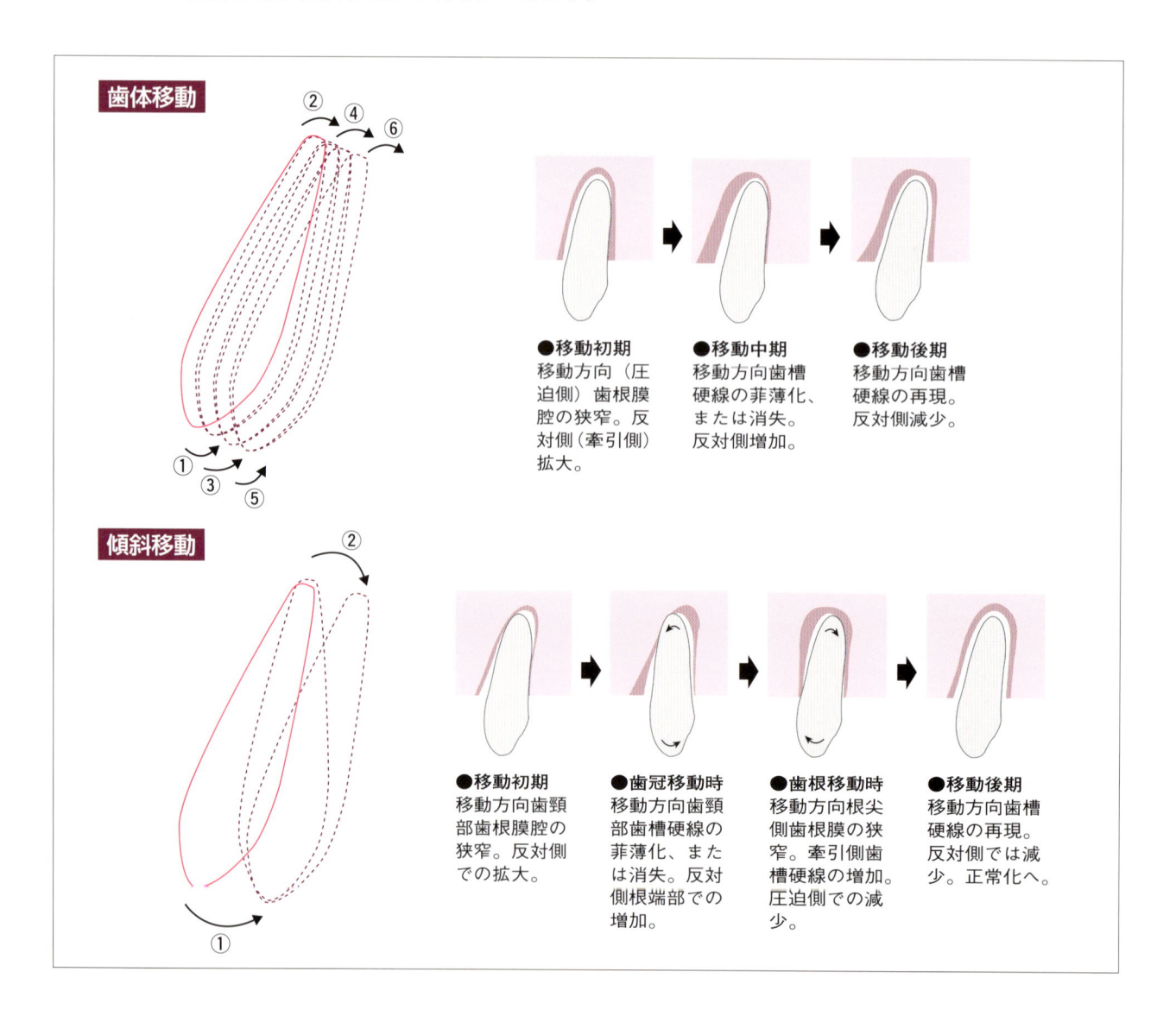

歯体移動

● 移動初期
移動方向（圧迫側）歯根膜腔の狭窄。反対側（牽引側）拡大。

● 移動中期
移動方向歯槽硬線の菲薄化、または消失。反対側増加。

● 移動後期
移動方向歯槽硬線の再現。反対側減少。

傾斜移動

● 移動初期
移動方向歯頸部歯根膜腔の狭窄。反対側での拡大。

● 歯冠移動時
移動方向歯頸部歯槽硬線の菲薄化、または消失。反対側根端部での増加。

● 歯根移動時
移動方向根尖側歯根膜腔の狭窄。牽引側歯槽硬線の増加。圧迫側での減少。

● 移動後期
移動方向歯槽硬線の再現。反対側では減少。正常化へ。

矯正治療に伴う歯根膜腔の拡大と根吸収

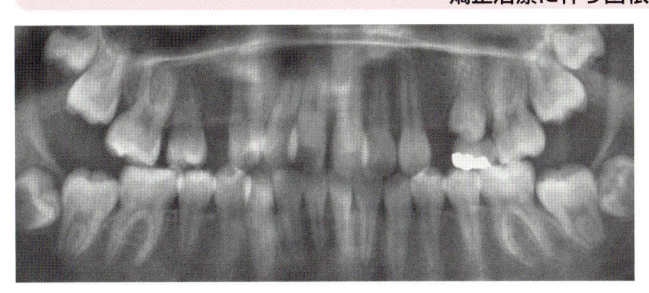

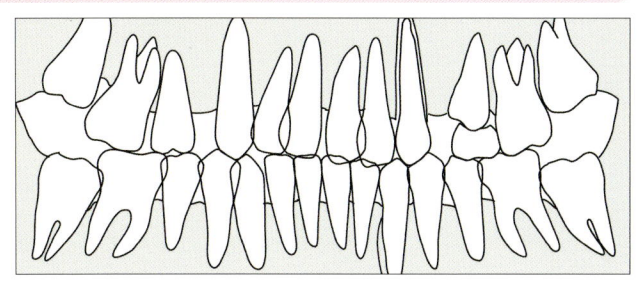

図9-1　93年8月6日／初期（矯正前）。

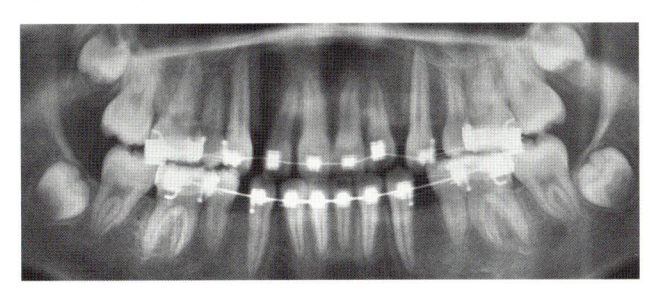

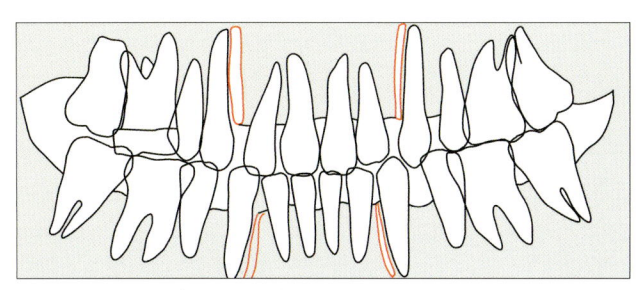

図9-2　94年8月3日／上下顎左右側3番の歯体移動。歯根側の近心面に歯槽硬線の幅の増加を認める。

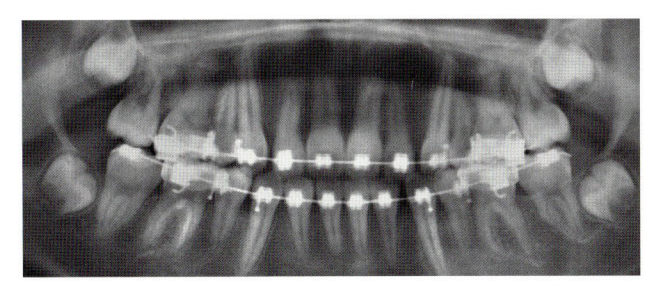

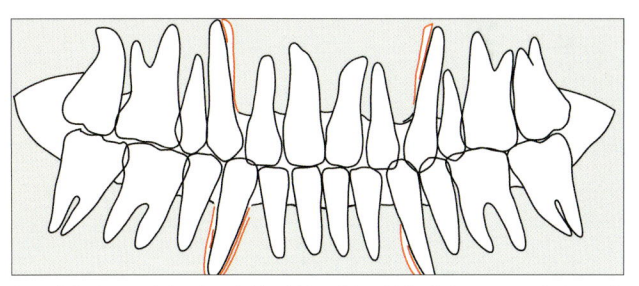

図9-3　95年6月25日／上下顎左右側3番の傾斜移動（歯根の傾斜）。歯根側の近心面に歯槽硬線の幅の増加を認める。また、歯頸部の近心面に歯槽硬線の喪失が認められる。

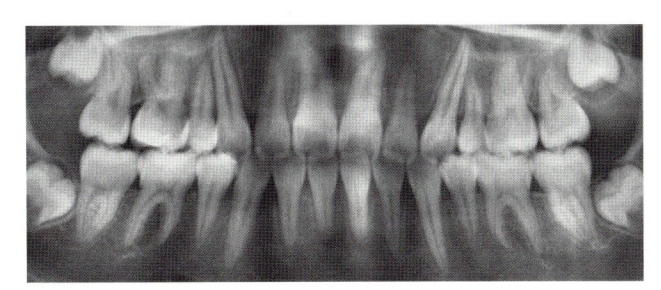

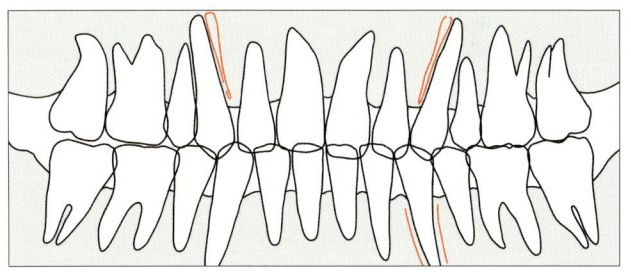

図9-4　95年11月11日／上下顎左右側3番移動終了時。歯根側の近心面に歯槽硬線の幅の減少は認められない。一方、歯頸部の近心面に歯槽硬線の再現が認められる。

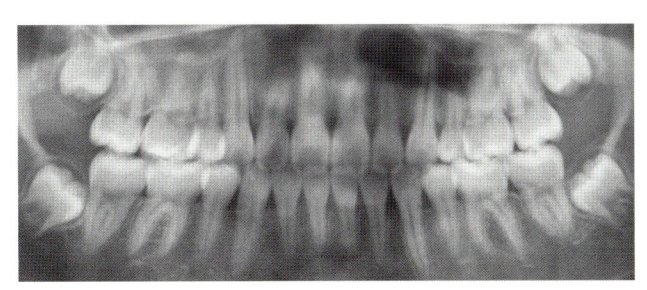

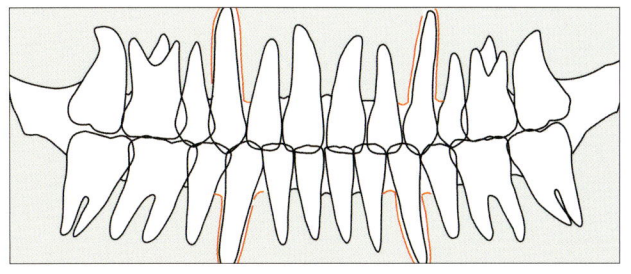

図9-5　96年12月8日／上下顎左右側3番の歯根側の近心面の歯槽硬線の幅が一様になり、また歯槽頂の歯槽硬線も再現してきている。

チーム医療に活かす　見る　読む　エックス線写真

2 エックス線写真像に見る歯の移動時の状態

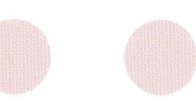

アップライト時の状態

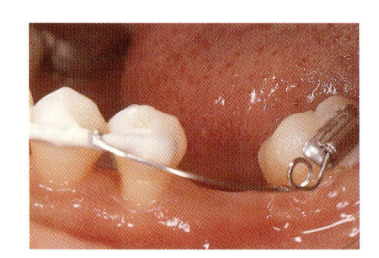

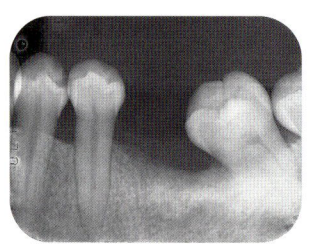

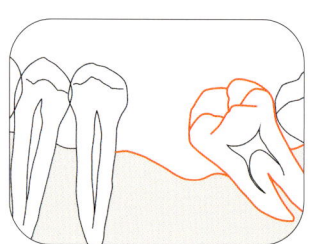

図9-6　6⏊の早期欠損に伴う7⏊近心傾斜。7⏊の近心には垂直性の骨吸収らしいエックス線写真像が確認できる。清掃性に優れた補綴物を装着するにも、咬合関係のためにも、アップライトが必要である。

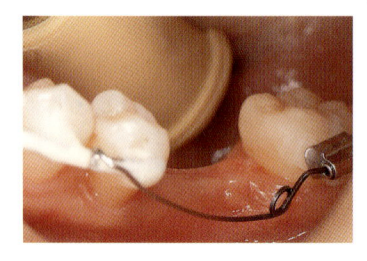

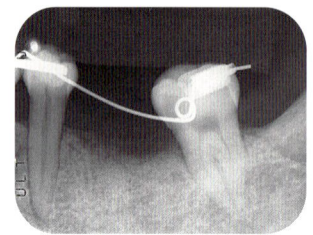

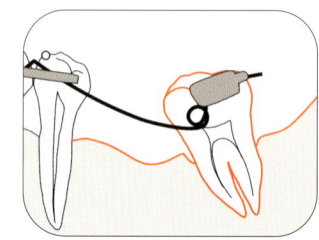

図9-7　アップライトを開始して約3ヵ月後のエックス線写真像。7⏊の整直が進むと同時に、吸収様であった近心の骨頂が鮮明になりつつあるのがわかる。また5⏊にはストレスがかかっているのか、歯根膜腔の拡大を認める。

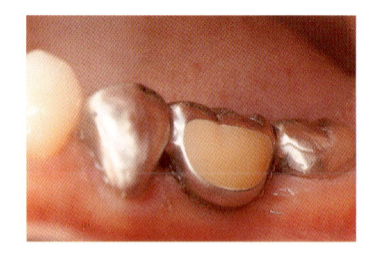

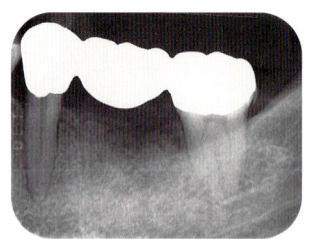

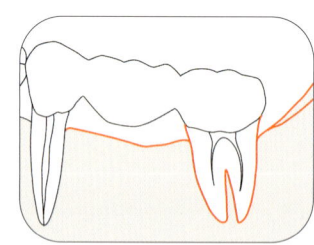

図9-8　アップライト終了後、補綴物装着時のエックス線写真像。7⏊の整直とそれに伴う骨頂の平坦化が認められる。5⏊の歯根膜腔の拡大はやや認められるが、一部歯槽硬線の回復が認められる。

●アップライト時の骨の改造について

　アップライトとは、傾斜歯を起こすことにより歯に加わる咬合力が垂直的方向になるよう移動を行う部分的矯正治療です。多くの場合、上記症例のように近心側の歯の欠損に伴う近心傾斜歯に対して行われます。アップライト時は単に傾斜歯を起こすのではなく、回転させる方向に矯正力を加えます。これは単に引き起こすだけでは咬頭干渉を作ってしまい、咬合性外傷を引き起こすことになってしまうからです。この際、歯頸部付近と根突部付近で歯に加わる矯正力が逆になることに注意が必要です。つまり、アップライト時の歯の動きは引き起こす力と同時に圧下する力が加わります。このため歯槽骨辺縁や歯根膜だけでなく根尖部付近の骨や歯根の状態にも注意が必要となってきます。さらに、移動歯だけでなく固定源となっている歯の状態に注意が必要でしょう。

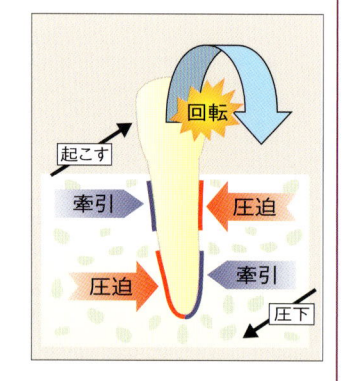

52

PART2　エックス線写真から見えるもの、読めるもの、わかるもの

歯の挺出時の状態

図9-9　「5遠心に食片圧入によると思われる歯周ポケットが11mm認められた。エックス線写真像からは、遠心部への根尖近くまでの垂直性の骨吸収が確認できる。

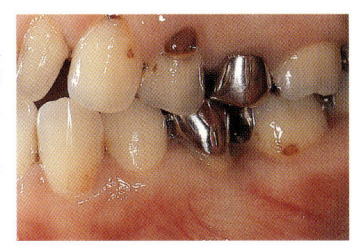

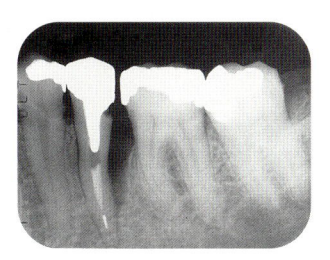

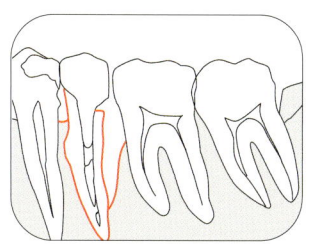

図9-10　「3 4 6を固定源とした挺出開始後2ヵ月経過の状態。エックス線写真像から、歯根が骨内で遠心方向へ挺出、移動し、それに伴い骨の添加が認められる。

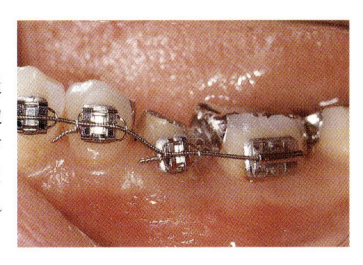

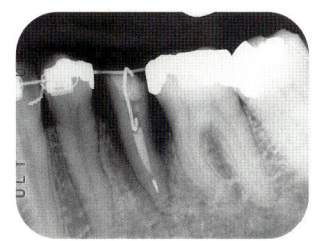

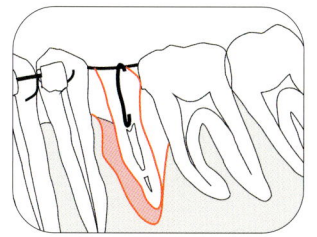

図9-11　挺出終了後約2年経過の状態。エックス線写真像から挺出によって骨が安定し、歯冠－歯根比の改善が見られ、歯槽硬線が明瞭化してきている。

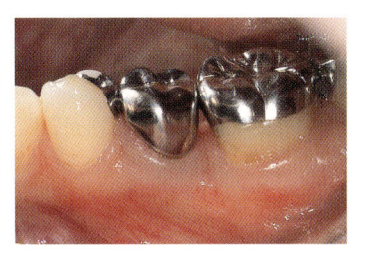

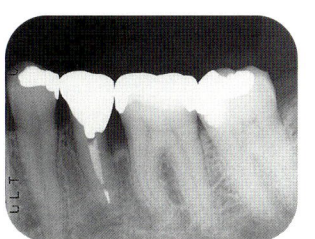

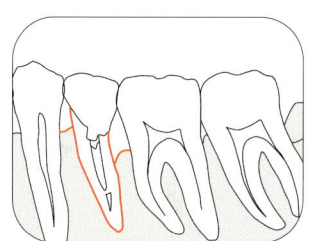

●歯の挺出時の骨の改造について

　生物学的幅径に問題を生じた歯を骨から引き出し、健康な歯質を骨縁上に位置させることを挺出と称します。矯正力により引き出す方法と、外科的に脱臼させる方法があります。

　外科的挺出では、脱臼歯と同様の創傷治癒経過により、骨修復が行われます。矯正力により引き上げる場合は、図に示すように歯の歯冠側への移動に伴い、結合組織性付着位置も同時に移動します。つまり垂直性骨欠損部で骨のレベリングが行われるのです。このため同時に歯周ポケットも改善されることがあります。

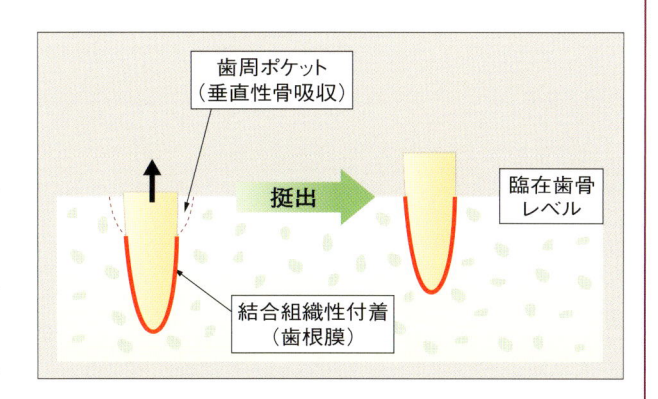

　その反面、歯冠－歯根比に問題を生じることも多く存在するため、注意が必要です。

チーム医療に活かす 見る 読む エックス線写真

10 PART2 エックス線写真から見えるもの、読めるもの、わかるもの
移植歯のエックス線写真像

1 エックス線写真像で把握しておくべき病態

　自家歯牙移植の成功基準としては、生着後にアンキローシスを示す異常な打診音がないこと、動揺度、プロービング値が正常範囲であることなど、いくつかの条件があげられます。エックス線写真からは正常な歯根膜腔隙と歯槽硬線が見られること、進行性の歯根吸収が見られないことが基準です[1]。これらは歯根膜を介した生着状態を示していますが、数年後に炎症性の歯根吸収やアンキローシスを起こすこともあります。

　移植歯には智歯が使われることが多く、深度や方向に制限があることから歯軸を回転させて埋入することも少なくありません。そのために不自然な形態になりやすく、自然萌出歯に比べ自浄作用や歯冠ー歯根比など不利な条件が多いといえます。

　移植歯のメインテナンスは前述した生着後の変化にも十分注意を払い慎重に行う必要がありますが、エックス線写真像から移植歯を見分ける目もぜひ養いたいたいものです。

■移植歯生着時

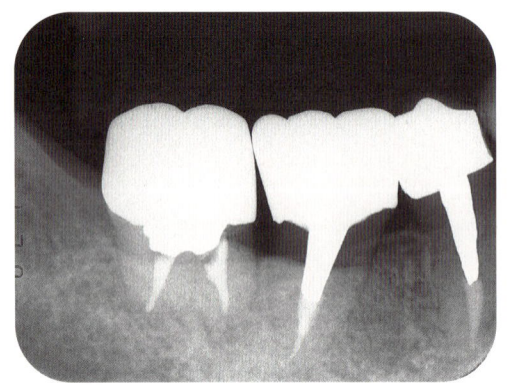

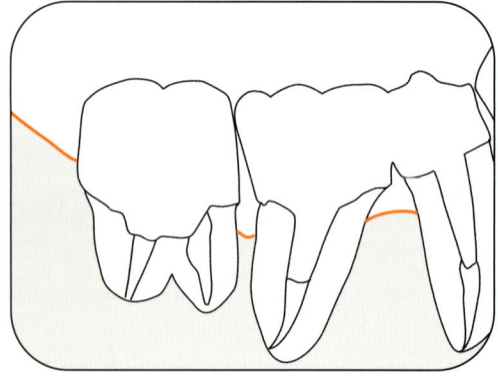

図10-1　7 6|部に自家歯牙移植を実施、生着後のエックス線写真像。歯根膜腔隙の存在は確認できるが、歯槽硬線は認められない。プロービング値、動揺度、打診音は正常であり、咬合痛などの不快症状もない。

■生着後5年

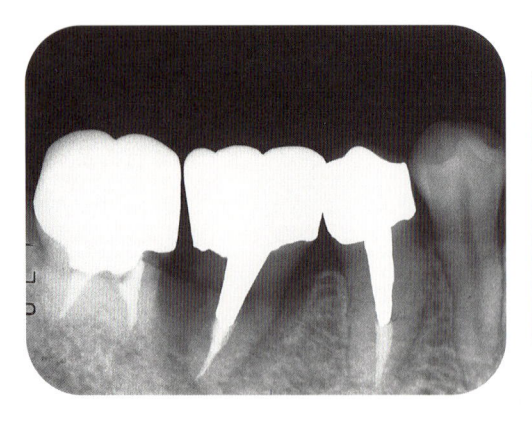

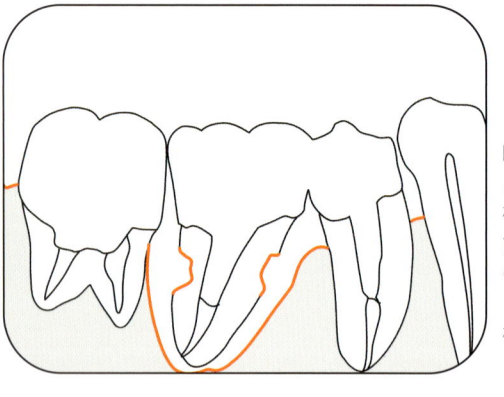

図10-2　5年後のエックス線写真像。6|部移植歯根表面に、根尖におよぶ歯槽骨吸収を認める。この時点で抜歯を余儀なくされた。7|部移植歯は歯槽硬線が消失し、アンキローシスを起こしている。

参考文献1）　井上考，下地勲，月星光博，花田晃治，毛利環．ザ・クインテッセンス別冊．歯牙移植の臨床像．1996．

PART2 エックス線写真から見えるもの、読めるもの、わかるもの

2 エックス線写真像に見るその他の病態像

移植歯の生着過程

図10-3 7]は1年前にメタルコア装着前に治療中断し、仮封材が脱離した状態で数ヵ月放置されていた。再来院時のエックス線写真像から、歯冠から歯根部骨内におよぶう蝕による透過像を認めた。

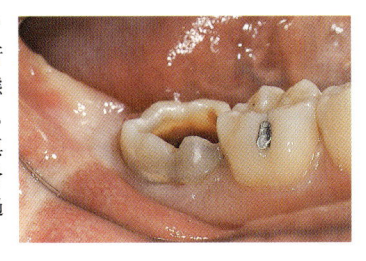

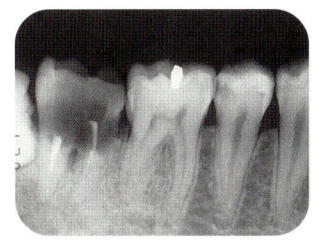

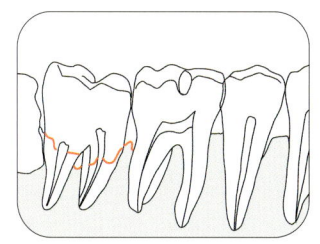

図10-4 7]を抜歯し、水平性埋伏智歯の8]を同時に抜歯窩へ移植した（写真は移植直後）。8 7]の歯根形態が類似しているため、うまく受容側に収まっていることが確認できる。

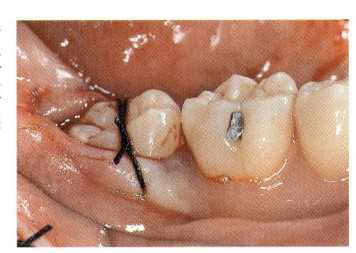

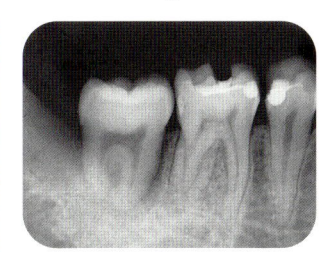

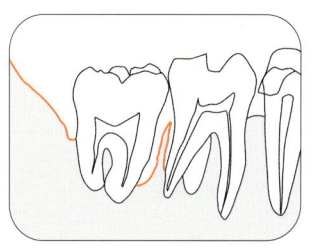

図10-5 移植後3年の状態で通常施される補綴は行っていない。エックス線写真像から、周囲の歯槽骨が安定してきていることが確認できる。移植後に起こることがあるといわれている歯根吸収像は認められない。

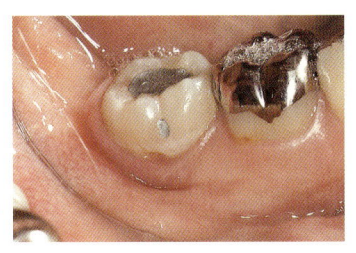

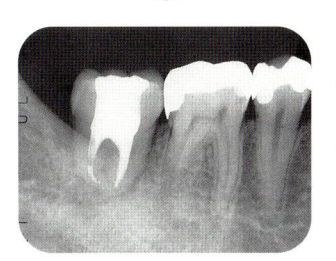

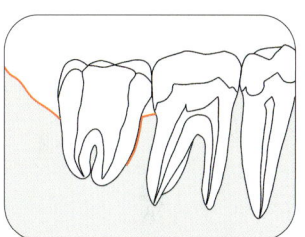

●移植のメカニズム

　移植歯の生着様式には、歯根と骨が直接付着する骨性癒着と歯根膜を介した付着に大別されます。骨性癒着の場合、数年のうちに歯根吸収を生じることが多いので注意が必要です。

　歯根吸収は、炎症性吸収と置換性吸収の二つが存在します。炎症性吸収は速度が速く、敏速な対応が必要になります。置換性吸収は比較的ゆっくりですが継続的管理が必要でしょう。

　一方、歯根膜ごと移植した場合、歯根膜による付着が得られる可能性があります。歯根膜による生着歯は通常の歯と同様のメインテナンスで対応できますが、生着後安定した状態でも何らかの原因により前述の歯根吸収を生じやすいため注意が必要です。

　いずれの場合においても、移植歯においては歯周組織の変化に注意し、異常を生じた場合は敏速に適切な処置を行うことが重要でしょう。メインテナンス時においては咬合の変化や感染に注意し、極力ストレスを与えないよう心がけることが大切です。特に、プロービングやPMTC時には歯周ポケット内への挿入圧などに注意が必要でしょう。

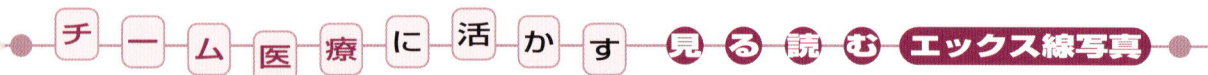

11 PART2 エックス線写真から見えるもの、読めるもの、わかるもの〜個別編〜
インプラント治療のエックス線写真像

1 システム別・インプラント治療の正常像

　皆さんもご存じのとおり、現在インプラント治療を支えるインプラントのシステムは多数存在し、日本国内で販売・使用されているシステムだけでも20システムにものぼります。各システムともにそれぞれ独自のシステムを有することから、エックス線写真に写る正常像もそのシステム特有の像であることがあります。それゆえ、インプラント治療のなされたエックス線写真を読影する際には、そのシステムの正常像をまずしっかりと把握することが大切です。

　ここでは、代表的な3システムの正常像をまずご紹介します。皆さんも、勤務されている歯科医院のインプラントシステムがどういったものであるのか、まず確認することからはじめましょう。

ブローネマルクインプラントシステムの正常像

　ブローネマルクインプラントシステムは、もっともスタンダードなインプラントシステムです。インプラント体の埋入、オッセオインテグレーション獲得後の骨頂は、通常一番上のねじ山（第一スレッド）で安定します。

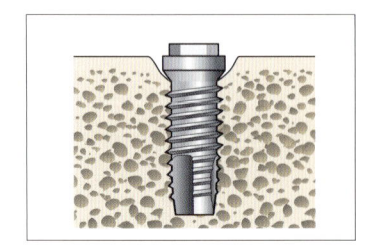

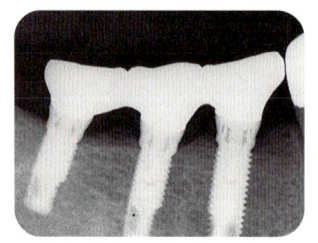

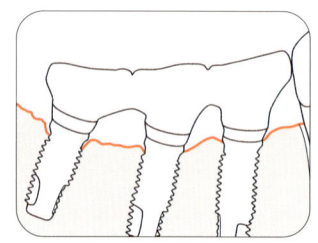

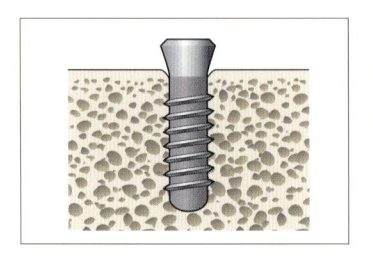

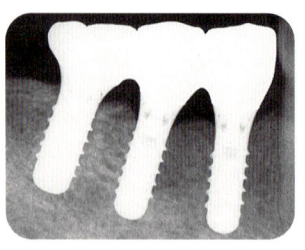

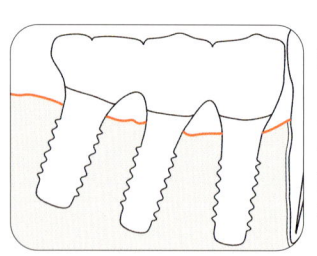

図11-1-a　ブローネマルクインプラントシステムにおけるオッセオインテグレーション後の骨頂の位置。
図11-1-b、c　エックス線写真像に見る、ブローネマルクインプラントシステム。

ITIインプラントシステムの正常像

　ITIインプラントシステムは、より確実なオッセオインテグレーションを獲得するため、インプラント体の表面が粗く処理されています。インプラント体の埋入、オッセオインテグレーション後の骨頂は、鏡面研磨部と粗い面の境界部で安定します。

図11-2-a　ITIインプラントシステムにおけるオッセオインテグレーション後の骨頂の位置。
図11-2-b、c　エックス線写真像に見る、ITIインプラントシステム。

PART2 エックス線写真から見えるもの、読めるもの、わかるもの

ASTRAインプラントシステムの正常像

　ASTRAインプラントシステムは、補綴物を連結する上端部の一部（鏡面研磨部）を除いて、そのほとんどの表面が粗く処理されたシステムです。インプラント体の埋入、オッセオインテグレーション後の骨頂は、鏡面研磨部と粗い面の境界部で安定します。

図11-3-a　ASTRAインプラントシステムにおけるオッセオインテグレーション後の骨頂の位置。
図11-3-b、c　エックス線写真像に見る、ASTRAインプラントシステム。

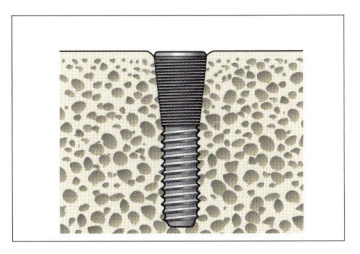

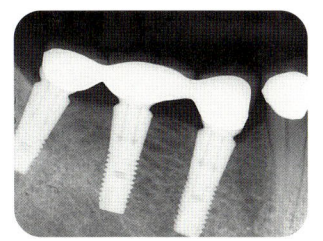

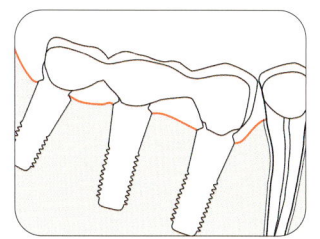

2　エックス線写真像に見るインプラント治療像

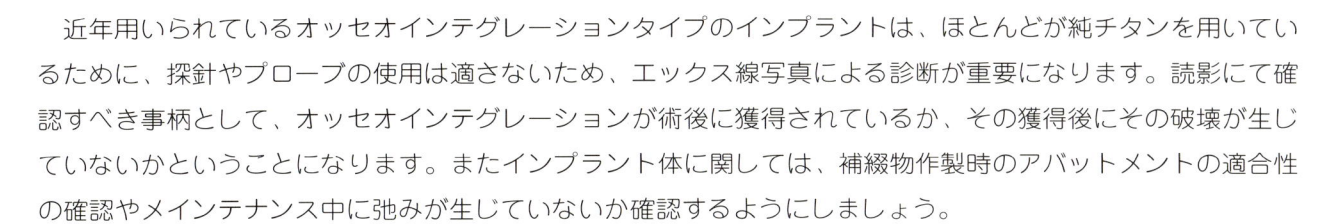

　近年用いられているオッセオインテグレーションタイプのインプラントは、ほとんどが純チタンを用いているために、探針やプローブの使用は適さないため、エックス線写真による診断が重要になります。読影にて確認すべき事柄として、オッセオインテグレーションが術後に獲得されているか、その獲得後にその破壊が生じていないかということになります。またインプラント体に関しては、補綴物作製時のアバットメントの適合性の確認やメインテナンス中に弛みが生じていないか確認するようにしましょう。

●**天然歯とインプラントの違いを知ろう**

　一般的に行われているインプラント治療は、チタンという金属の特性を活かし、インプラント体に直接骨が付着しています。天然歯では歯は歯根膜線維を介して歯槽骨に結合していますが、インプラントは歯根膜などを介さず直接骨と接合している点が、もっとも大きな特徴でしょう。歯のショックアブソーバー（力の緩衝役）である歯根膜がないことに関しては注意が必要です。すなわちエックス線写真において、歯根膜腔を確認することはできません。また、軟組織の付着様式において、上皮付着は天然歯の接合上皮と異なり、天然歯に比べ外来刺激に脆弱と思われます。そのため、インプラント体には専用のキュレットを用いることが必須です。

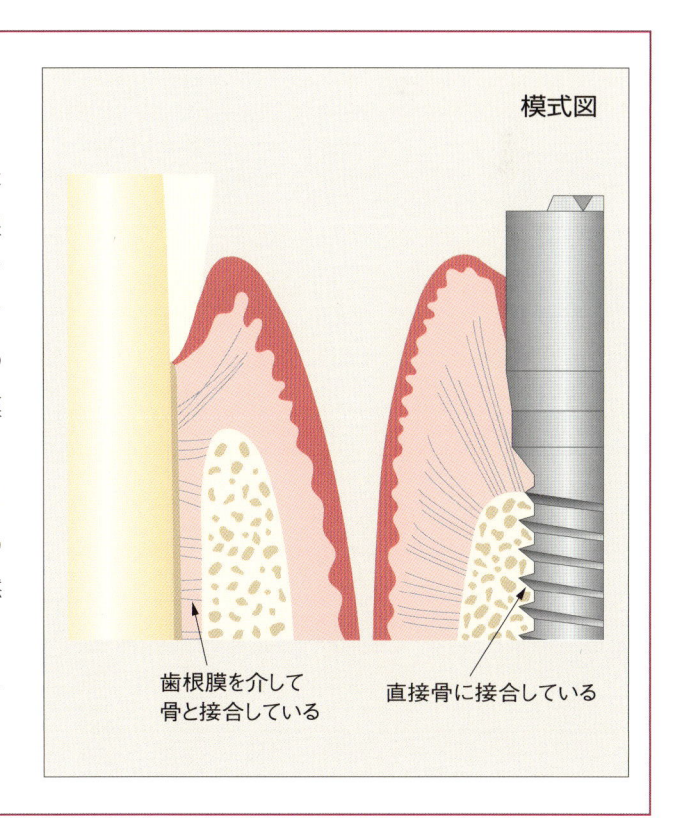

模式図
歯根膜を介して骨と接合している
直接骨に接合している

57

チーム医療に活かす 見る読む エックス線写真

オッセオインテグレーション

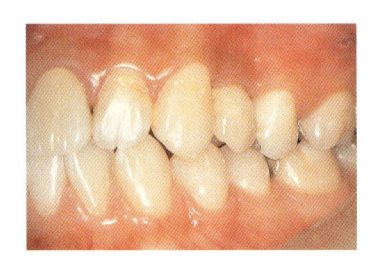

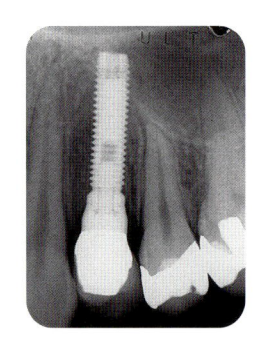

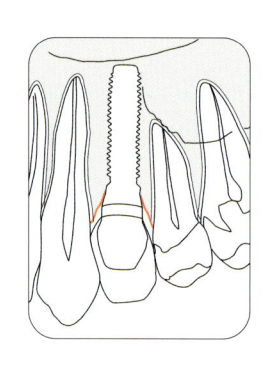

図11-4 ブローネマルクインプラント術後10年以上経過した状態。両側皮質骨支持で安定した状態を示しており、辺縁骨の吸収は認められない。

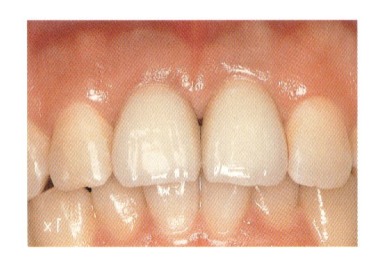

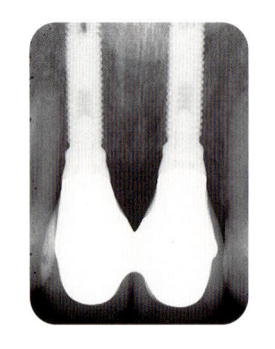

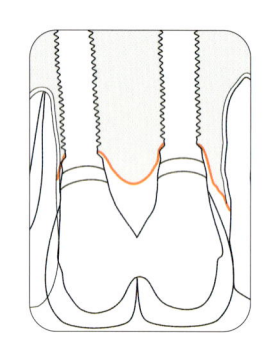

図11-5 術後2年と、比較的経過が短い状態でのエックス線写真像。辺縁骨に吸収は認められないが、完全な皮質化の状況は確認できない。

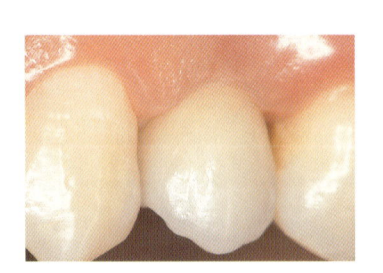

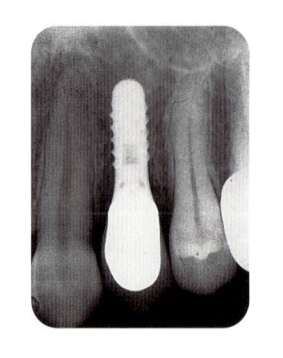

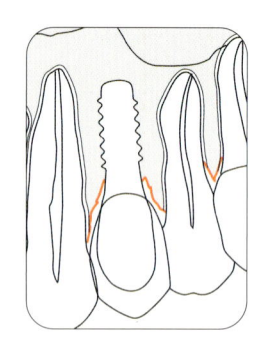

図11-6 ITIインプラント術後3年の状態。インプラント体の粗面と鏡面研磨面の境界部に一致した骨レベルが確認できる。

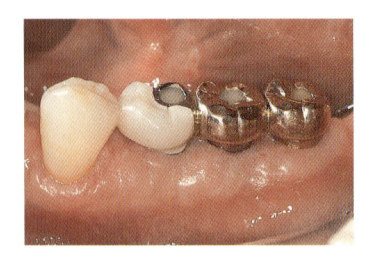

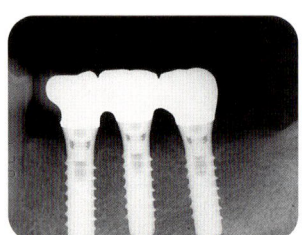

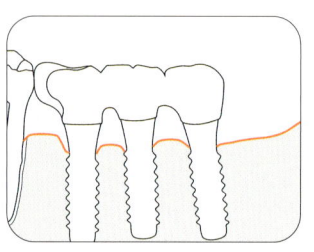

図11-7 ITIインプラント補綴直後の状態。エックス線写真像で、補綴物の良好な適合性は確認できるが、骨の安定はまだ認められない（術後1ヵ月）。

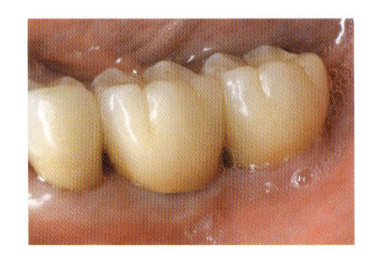

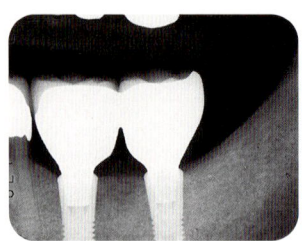

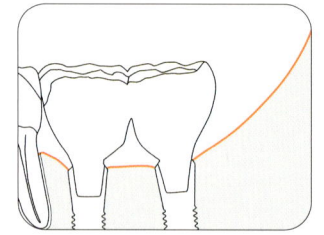

図11-8 ASTRAインプラント補綴終了後6ヵ月の状態。エックス線写真像では補綴物の良好な適合が認められ、またインプラント体ネック部のマージナル・ボーンロスがいっさい認められない。

PART2　エックス線写真から見えるもの、読めるもの、わかるもの

図11-9　無切開にて 1| 抜歯と同時にインプラントを埋入したASTRAインプラント前歯部症例。マージナル・ボーンロスがないため、良好なガムラインと歯間乳頭が確立されている。

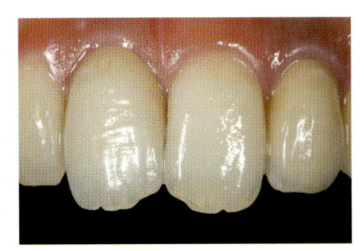

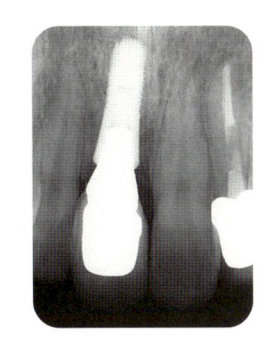

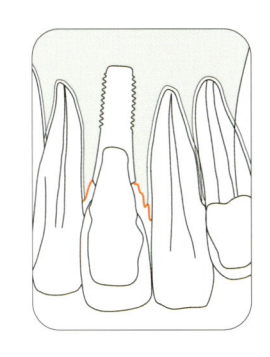

インプラント周囲炎

図11-10　最前方インプラントに明確な辺縁骨の吸収が認められる。原因として、遊離端補綴によるオーバーロードが考えられる。

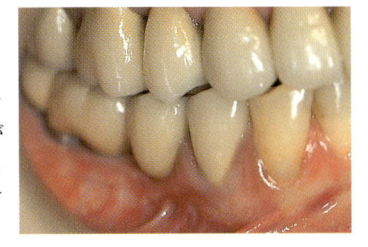

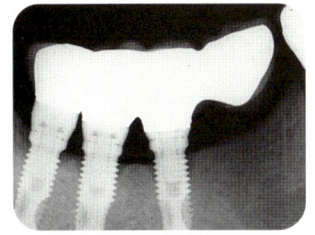

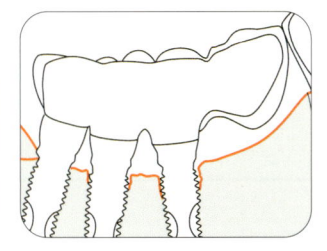

図11-11　インプラント体を取り囲むような透過像が認められる。アバットメントが破折したため、その上にパーシャルデンチャーを装着していた。そのためプラークコントロール不良により、インプラント周囲炎が起こったと考えられる。

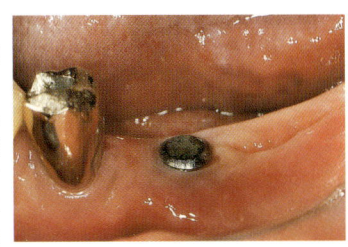

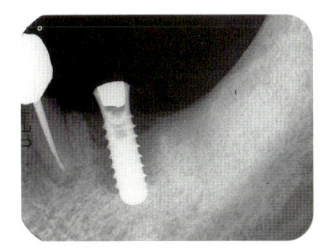

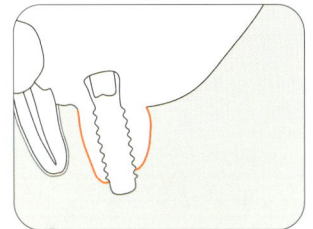

図11-12　負担過重によりオッセオインテグレーションを喪失した |6 部ASTRAインプラント。正常では認められないネック部の垂直的骨吸収像が認められる。

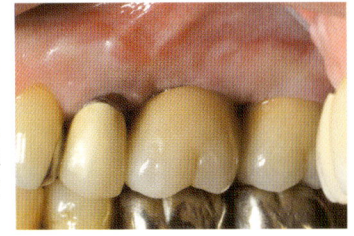

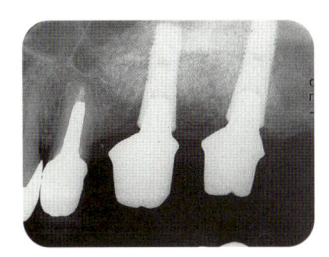

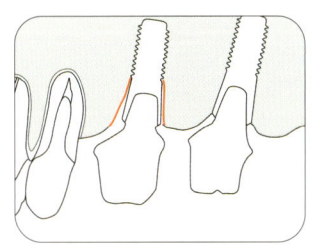

図11-13　前方インプラントに上部構造固定スクリューの緩み、後方インプラントに破折が生じ、補綴物が脱落した症例。エックス線写真では、インプラント第一スレッド（ねじ山）で破折している状況が観察できるが、その下方ではオッセオインテグレーションが維持されている。

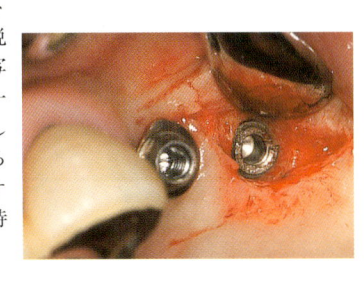

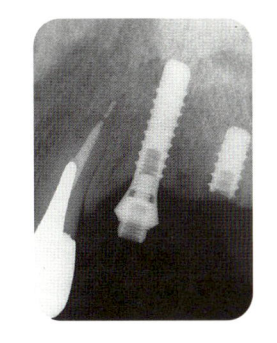

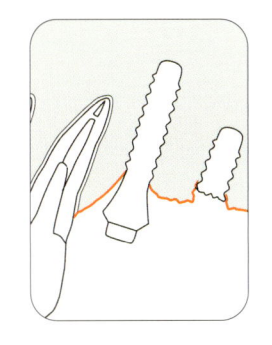

59

2004 別冊 the Quintessence

グローバルエンドドンティクス

日本歯内療法学会編

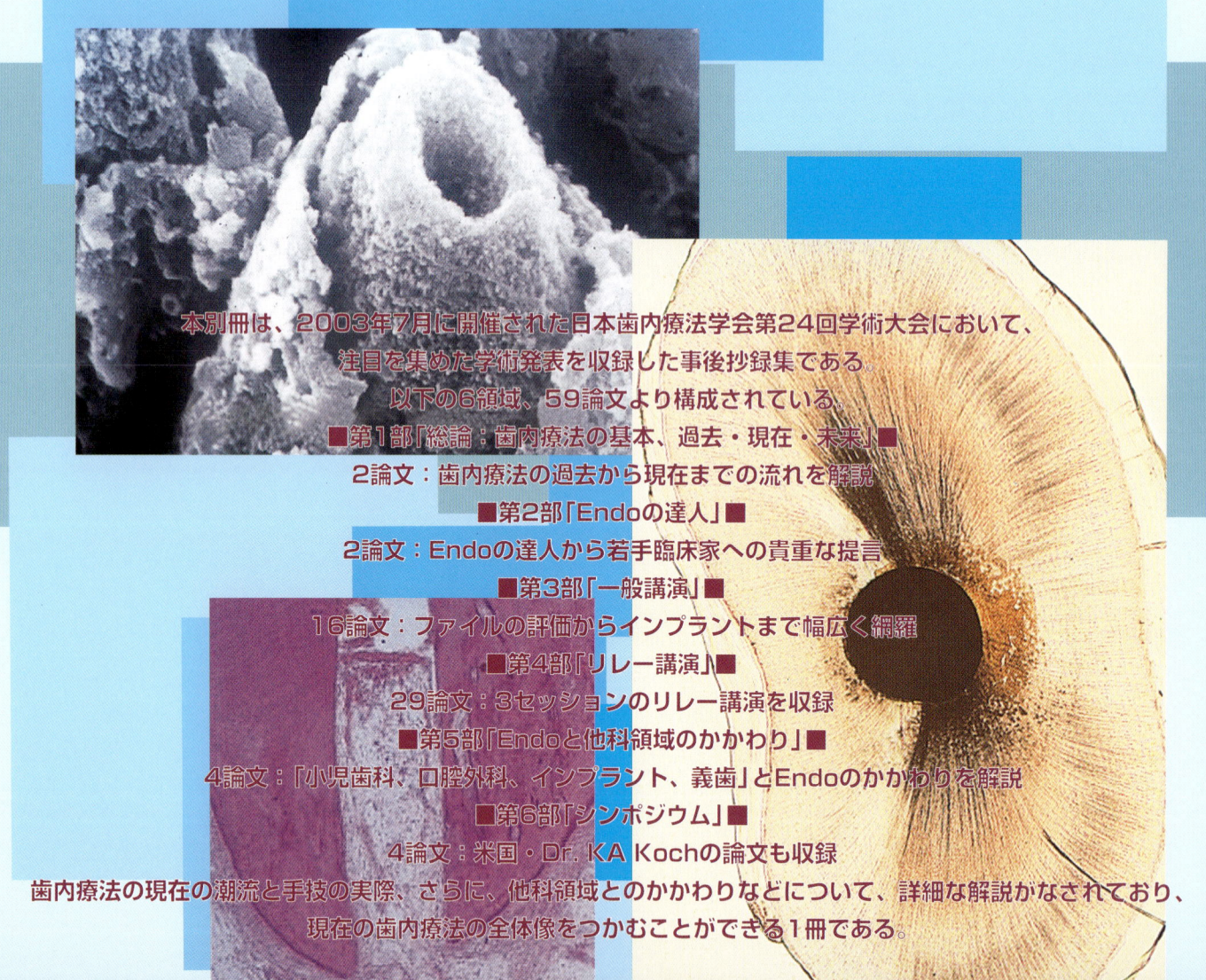

本別冊は、2003年7月に開催された日本歯内療法学会第24回学術大会において、注目を集めた学術発表を収録した事後抄録集である。以下の6領域、59論文より構成されている。

■第1部「総論：歯内療法の基本、過去・現在・未来」■
2論文：歯内療法の過去から現在までの流れを解説

■第2部「Endoの達人」■
2論文：Endoの達人から若手臨床家への貴重な提言

■第3部「一般講演」■
16論文：ファイルの評価からインプラントまで幅広く網羅

■第4部「リレー講演」■
29論文：3セッションのリレー講演を収録

■第5部「Endoと他科領域のかかわり」■
4論文：「小児歯科、口腔外科、インプラント、義歯」とEndoのかかわりを解説

■第6部「シンポジウム」■
4論文：米国・Dr. KA Kochの論文も収録

歯内療法の現在の潮流と手技の実際、さらに、他科領域とのかかわりなどについて、詳細な解説がなされており、現在の歯内療法の全体像をつかむことができる1冊である。

● サイズ：A4判　● 276ページ　● 定価：5,985円（本体5,700円・税5%）

クインテッセンス出版株式会社
〒113-0033　東京都文京区本郷3丁目2番6号　クイントハウスビル
TEL 03-5842-2272(営業)　FAX 03-5800-7592　http://www.quint-j.co.jp/　e-mail mb@quint-j.co.jp

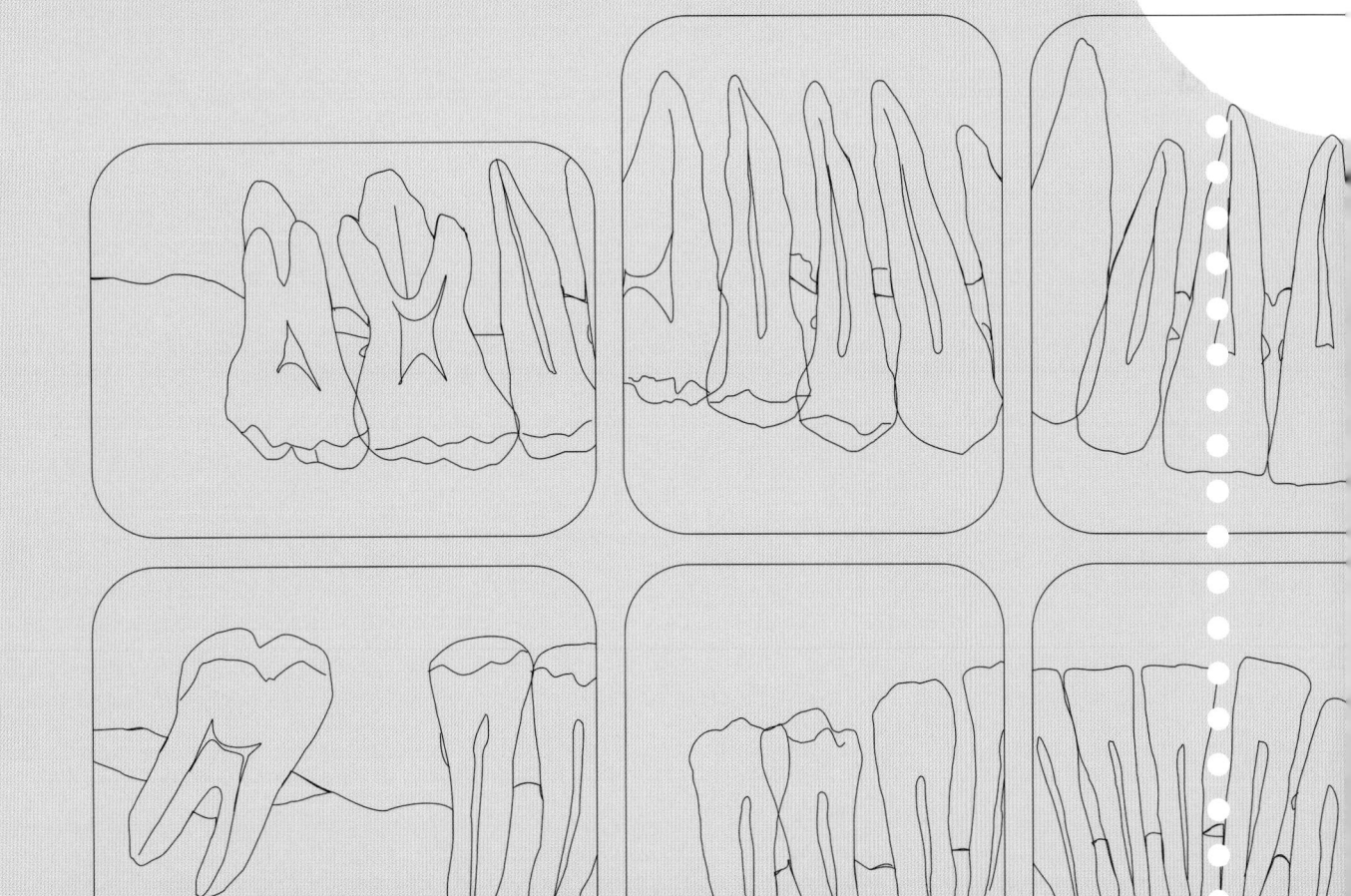

Part3

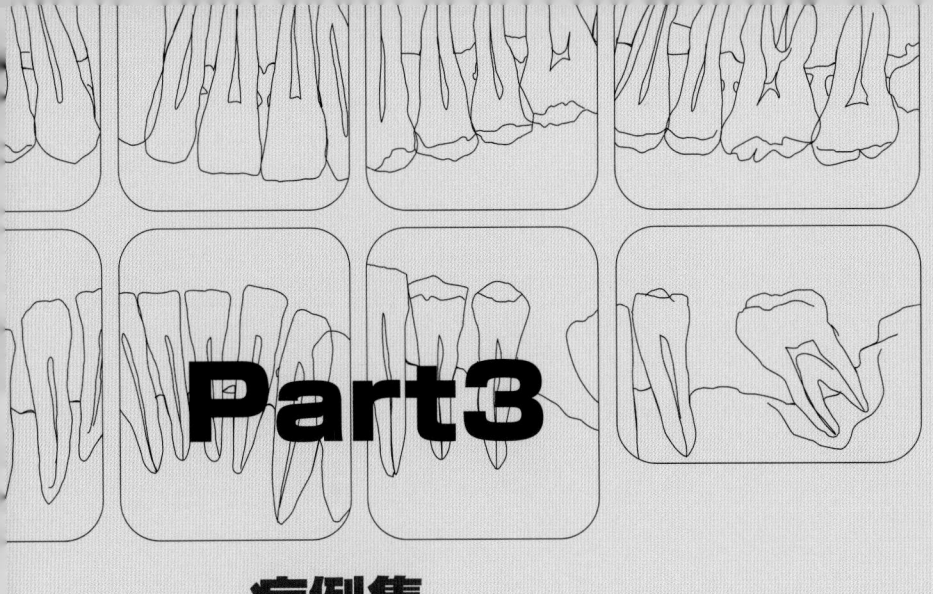

症例集

Part 3

チーム医療に活かす 見る 読む エックス線写真

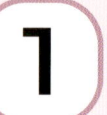

1 PART3 症例集
歯肉縁下に多数のう蝕が確認できる症例

松田歯科クリニック

初診時の口腔内所見

初診：1999年4月13日（49歳男性）
主訴：上顎左側の補綴物に動揺が生じ、脱離しそうということで来院
既往歴：他院にて補綴物の再装着を繰り返している。下顎の義歯は違和感があるため装着されていない

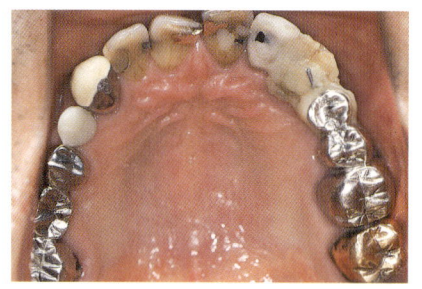

図1-1　不適合補綴物や二次う蝕を多数認め、その部位の歯肉の炎症が軽度のためう蝕リスクは高いと考えられる。バーティカルストップが失われていることは大きな問題でもある。

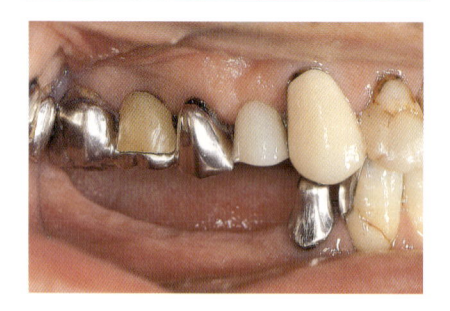

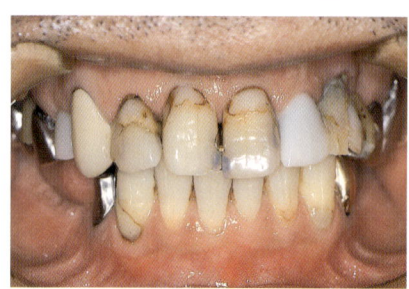

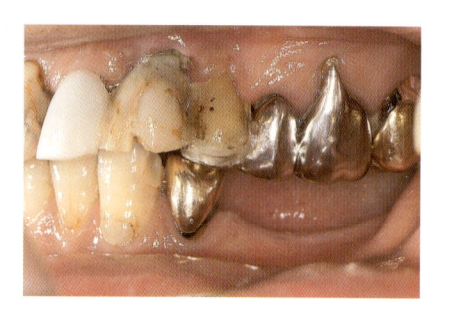

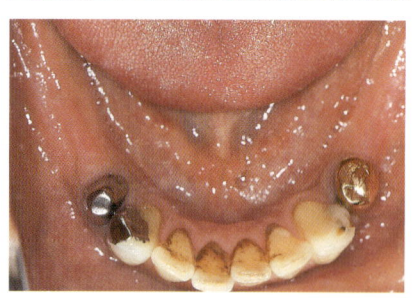

▼図1-2　上記口腔内写真の同様の所見がエックス線写真像にも現れており、不適合補綴物およびそれによる二次う蝕が大臼歯部を中心に確認できる。

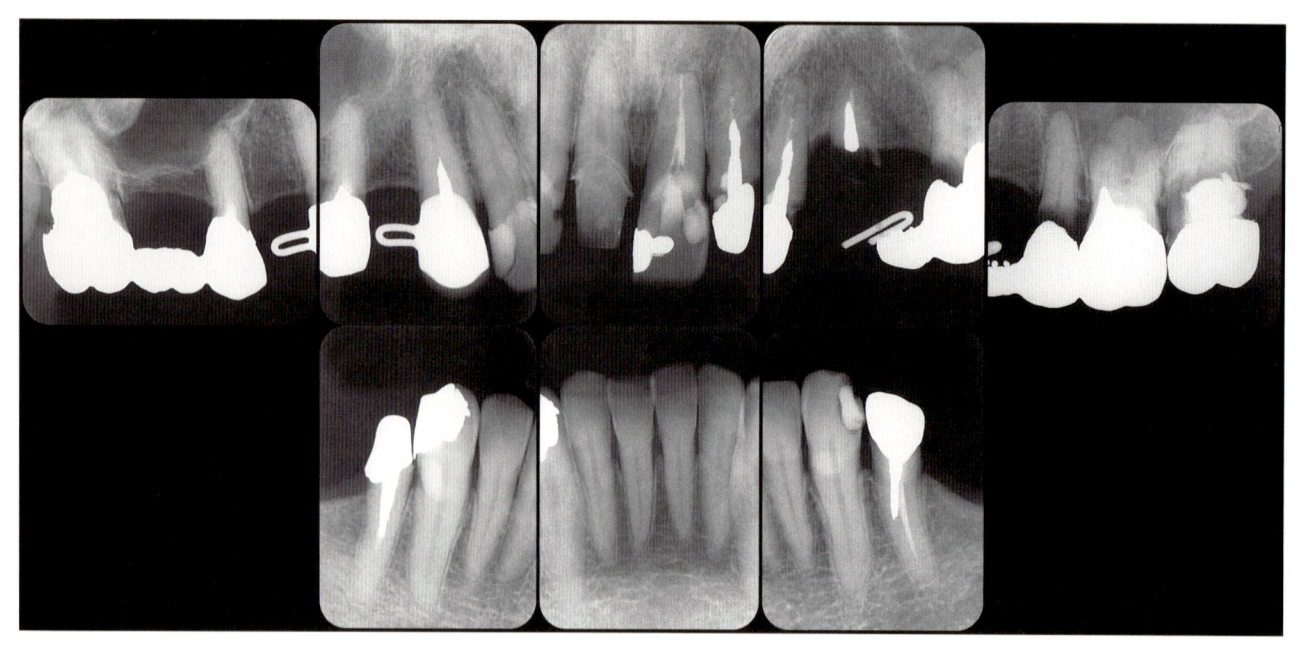

症例の解説

●口腔内写真、エックス線写真からわかること

口腔内写真から、下顎前歯を除いてほとんどの歯が補綴処置されており、以前から治療の繰り返しを受けてきたことは容易に想像がつく。エックス線写真像を見ても、歯槽骨の吸収が少なく、また歯周チャートからも歯周ポケットが浅いことが確認できるため、う蝕罹患型の口腔内と考えられる。7⏌、3⏌、5⏌、⎿7は歯肉縁下の大きなう蝕のため、保存不可能と考えられる。一方 5⏌、3⏌、2⏌、⎿4、⎿4は補綴物除去後に判断が必要になる。

このようなケースの場合補綴物が多く存在し、歯肉縁下のう蝕も多数あるので、必ずエックス線写真でその状態を確認することが必要である。

●治療のポイント

1) 歯科衛生士による基本治療
2) 下顎左右臼歯部欠損によるバーティカルストップの失われた状態を、どのようにして回復するか
3) う蝕リスクが高いと考えられるので、その発症予防をどうするか

●治療経過

咬合の回復と歯周基本治療を行いやすい環境にするために、保存不可能な歯の抜歯と上下顎に仮義歯を装着した。その後歯周基本治療を行いプラークコントロールの確認、不適合補綴物の除去、歯内療法処置へと進めていった。臨床的歯冠長の短い5⏌、3⏌、⎿2は歯冠長増大手術を行った。⎿6に関しては骨面から近心根が露出していたので、ルートリゼクションを行った。その後歯周組織が安定してから、咬合平面を考慮したプロビジョナルレストレーションを装着し、PMTCを繰り返しながらさらに炎症の抑制と咬合の安定を待った。上顎はまず歯冠修復物の作成を先に行い、それをピックアップ印象して、金属床義歯の作成を同時に行った。下顎の義歯はどうしても違和感が大きいということで、患者の希望にて設計変更して、インプラント補綴することになった。

全顎的に補綴処置を施すこととなり、歯科衛生士のサポートのもと、定期的なエックス線写真による、補綴物の状態や二次う蝕の発症などの確認が大切である。患者には、加齢とともに唾液分泌量の減少も考えられることも含めて、フッ化物の利用や摂食指導も必要と考えられる。

初診時の歯周チャート

根分岐部病変																
動揺度									1							
プロービング値		5 3 3		3 2 3		3 2 3 3 2 3 4 2 3 3 2 3	3 2 2	測定不可		測定不可	2 2 3 5 3 4
		6 3 3		3 2 3		4 2 3 3 2 3 2 2 3 3 3 3	3 3 3				3 3 3 4 3 4
	8	7	6	5	4	3	2	1	1	2	3	4	5	6	7	8
	8	7	6	5	4	3	2	1	1	2	3	4	5	6	7	8
プロービング値					2 3 3 2 3 3 1 3 2 2 3 3 1 3 1 3 3 2 3 2 2 2											
					3 2 3 3 2 3 3 2 3 4 2 3 3 1 3 2 3 3 3 3 3 2 2											
動揺度																
根分岐部病変																

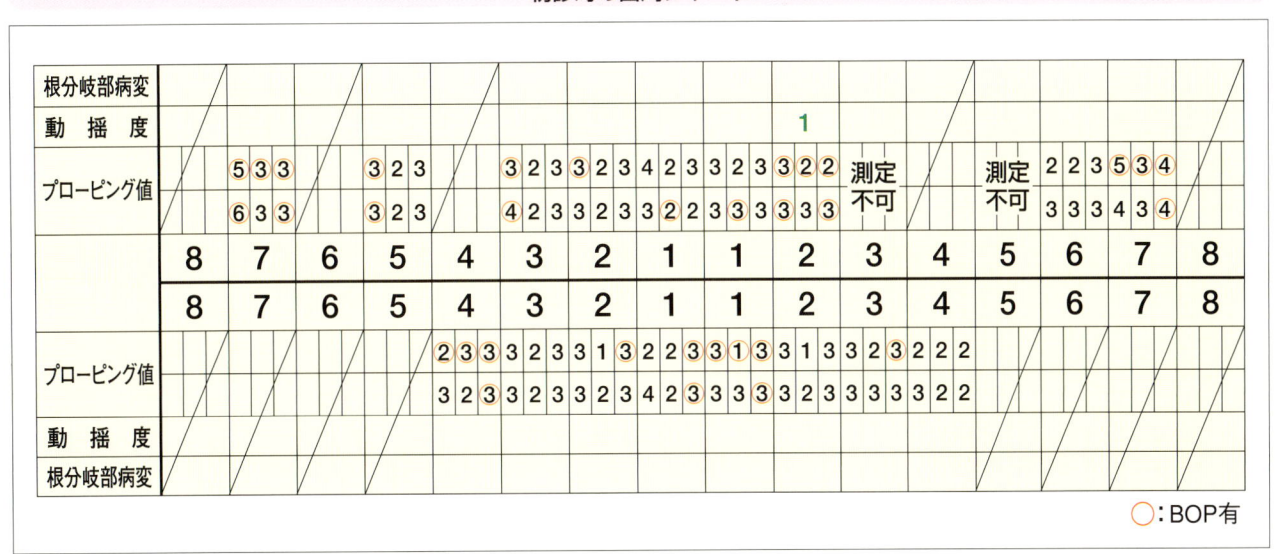

○：BOP有

図1-3　4mm以上のプロービング値が測定され、BOPが多数認められるが、エックス線写真像でも確認できるように、著しい骨吸収は見られない。不適合補綴物や残根のため、測定不可能な部位もある。

チーム医療に活かす 見る読む エックス線写真

メインテナンスにどう取り組むか

　インプラント部や歯冠形態が複雑な部位のプラークコントロールを的確に行っていくことが大切である。また、前方・側方運動時に前歯部への負担が特にかかりやすいため、定期的な咬合の診査・調整を必要とする。

歯科医師によって行われた治療
（メインテナンス中）
- 2+2 を中心とした咬合調整
- 下顎インプラント固定スクリューの確認

など

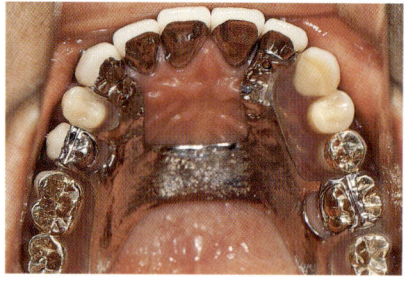

歯科衛生士メインテナンスポイント
- 今日までの状態を問診して確認
- 義歯の状態の確認と超音波洗浄
- インプラント部の、ネジの緩みがないかの確認
- PMTC
- う蝕予防のためフッ化物塗布

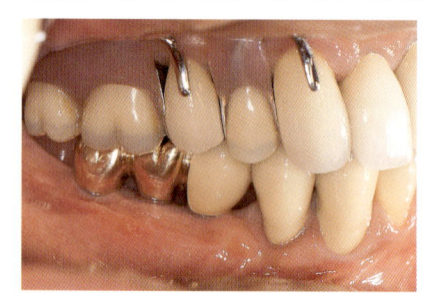

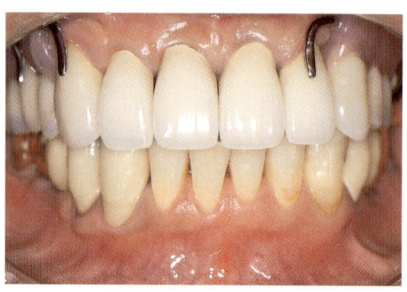

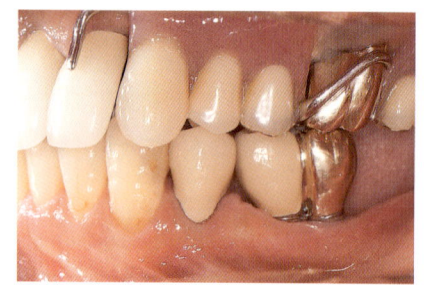

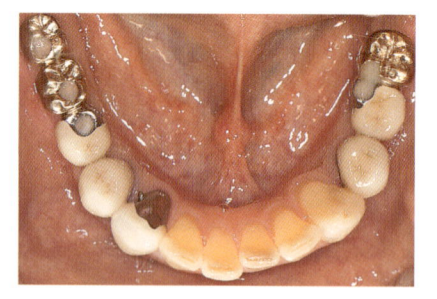

図1-4　初診より5年経過時の口腔内写真。歯周治療を経て、下顎にインプラント埋入、補綴治療、上顎の義歯作製を終了し、機能的および審美的に改善された口腔内の状態がみられる。軽度の炎症も改善され歯周組織も安定している。

▼図1-5　初診より5年経過時のエックス線写真像。臼歯部の咬合が確保され、安定した口腔内に改善された。二次う蝕を防ぐために、補綴物マージン部の適合を確認することが重要となる。

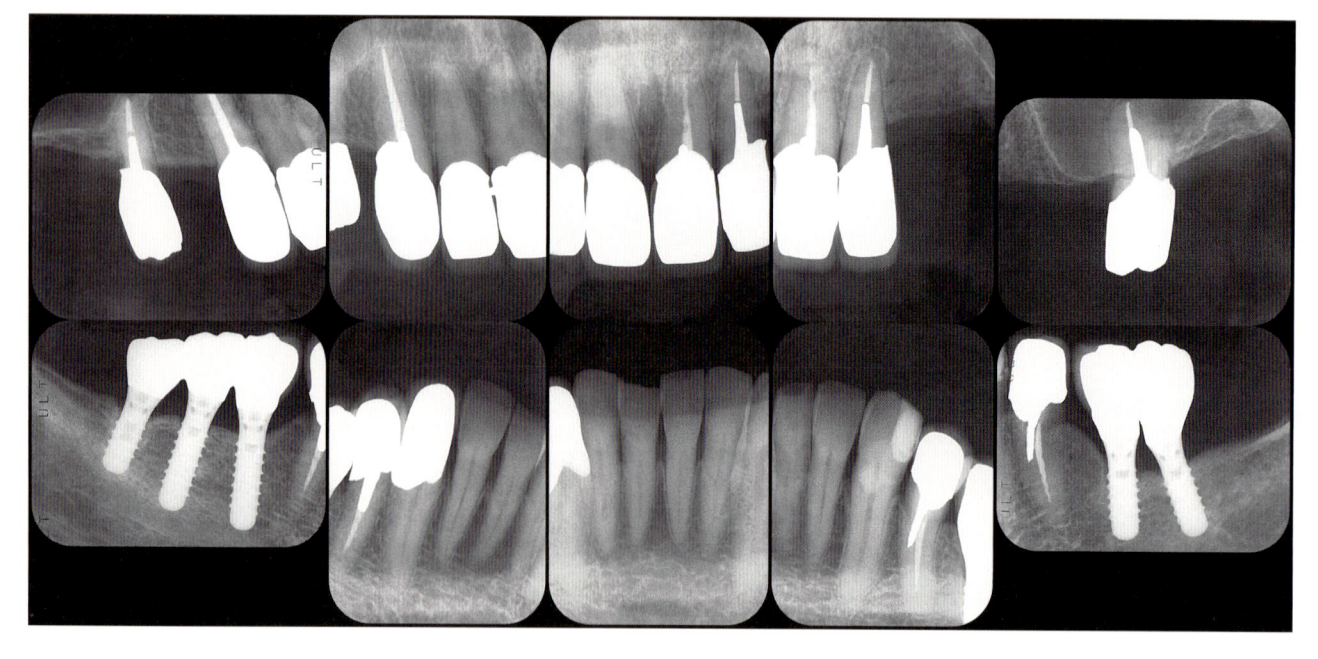

メインテナンスにおける着眼点

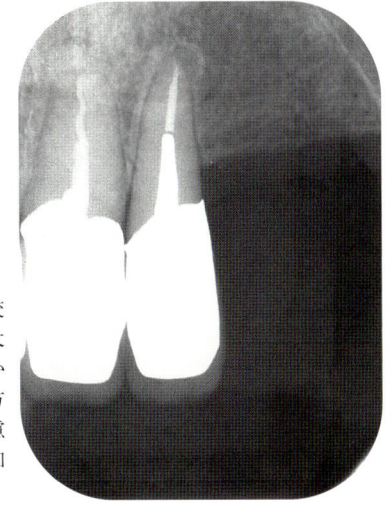

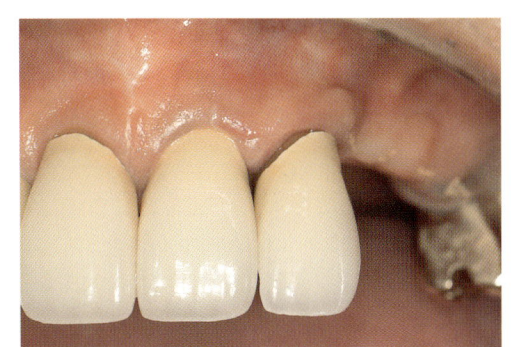

図1-6 |2は、|3が欠損のために咬合性外傷が加わり、歯根膜腔の拡大や歯肉退縮が認められる。口蓋側からはリンガルレストを配置し、外方へ過剰な力が加わらないように配慮してあるが、歯冠－歯根比の不調和も加わり、要注意歯の一つである。

図1-7 インプラント埋入後4年時のものであるが、|5相当部のインプラントにやや骨の透過像を認める。咬合調整をメインテナン中に行っているつもりであるが、咬合性外傷の所見が現れてきている。

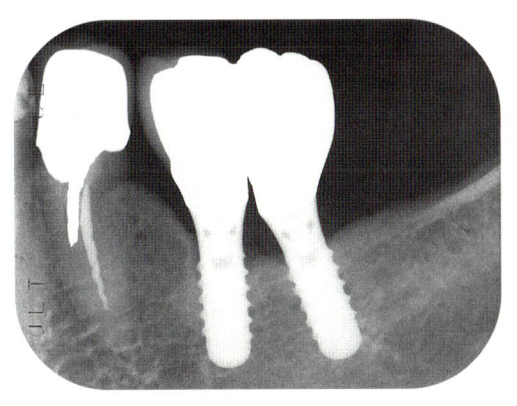

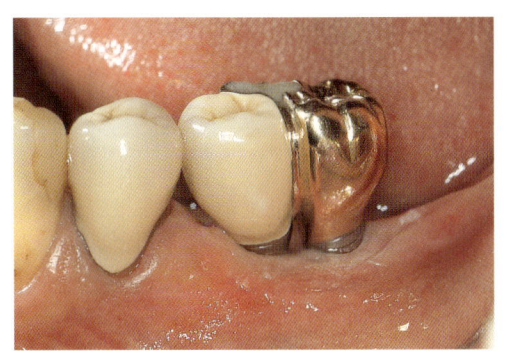

メインテナンス時の歯周チャート

根分岐部病変																
動揺度									1	1	2					
プロービング値				3 2 2		2 2 2	2 2 2	2 2 2	2 2 2	2 2 2	2 2 2			3 1 2		
				2 2 3		3 2 3	2 3 3	3 3 2	3 2 2	3 3 3				2 2 2		
	8	7	6	5	4	3	2	1	1	2	3	4	5	6	7	8
	8	7	6	5	4	3	2	1	1	2	3	4	5	6	7	8
プロービング値		インプラント	インプラント	インプラント	2 2 3	2 2 2	1 2 2	2 2 2	2 1 2	1 1 2	2 1 2	3 2 2	インプラント	インプラント		
					2 2 2	2 2 2	2 2 2	2 2 2	2 2 2	2 1 2	2 2 2	2 2 2				
動揺度																
根分岐部病変																

○：BOP有

図1-8 全顎3mm以下のプロービング値で、BOPが減少している。上顎前歯部の動揺度は、義歯未装着時の咬合接触が影響していると考えられる。

チーム医療に活かす 見る読むエックス線写真

2 PART3 症例集
成人性歯周炎の症例

藤橋歯科医院

初診時の口腔内所見

初診：2002年7月17日（35歳男性）
主訴：咬合痛、口臭、出血
既往歴：過去に歯周治療で数件の医院を受診、改善されず、紹介で来院

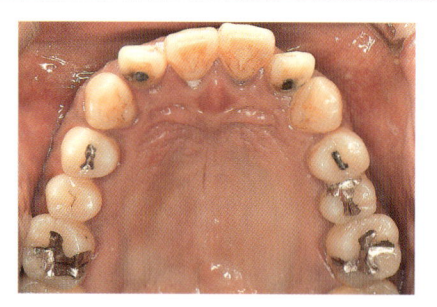

図2-1 歯周疾患の原因と結果が混在している典型的な症例。歯列や咬合関係に多くの問題は見当たらない。歯肉縁上のスケーリングを数件で受けているが、歯肉縁下の深いところに歯石が存在しそうである。

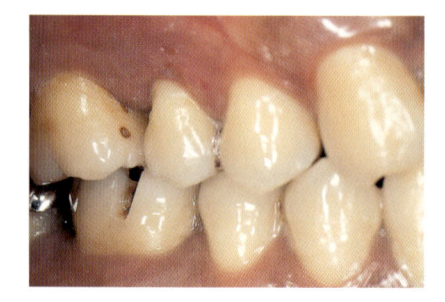

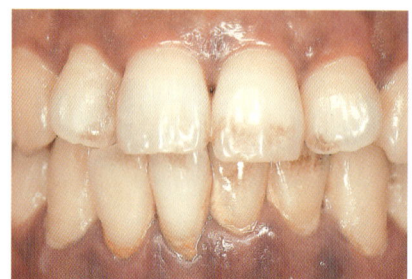

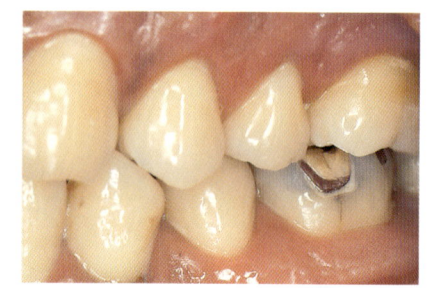

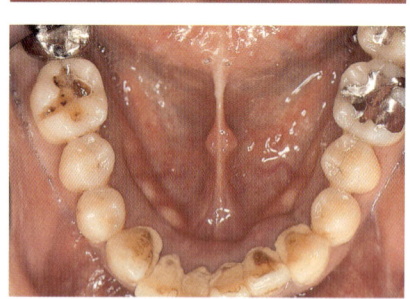

▼図2-2 歯冠－歯根比のバランスが好ましくない歯もある。歯肉縁下歯石の付着位置とその量がわかる。全顎におよぶ骨吸収で、特に 7|7、7|7 は根尖付近にまでおよぶ。

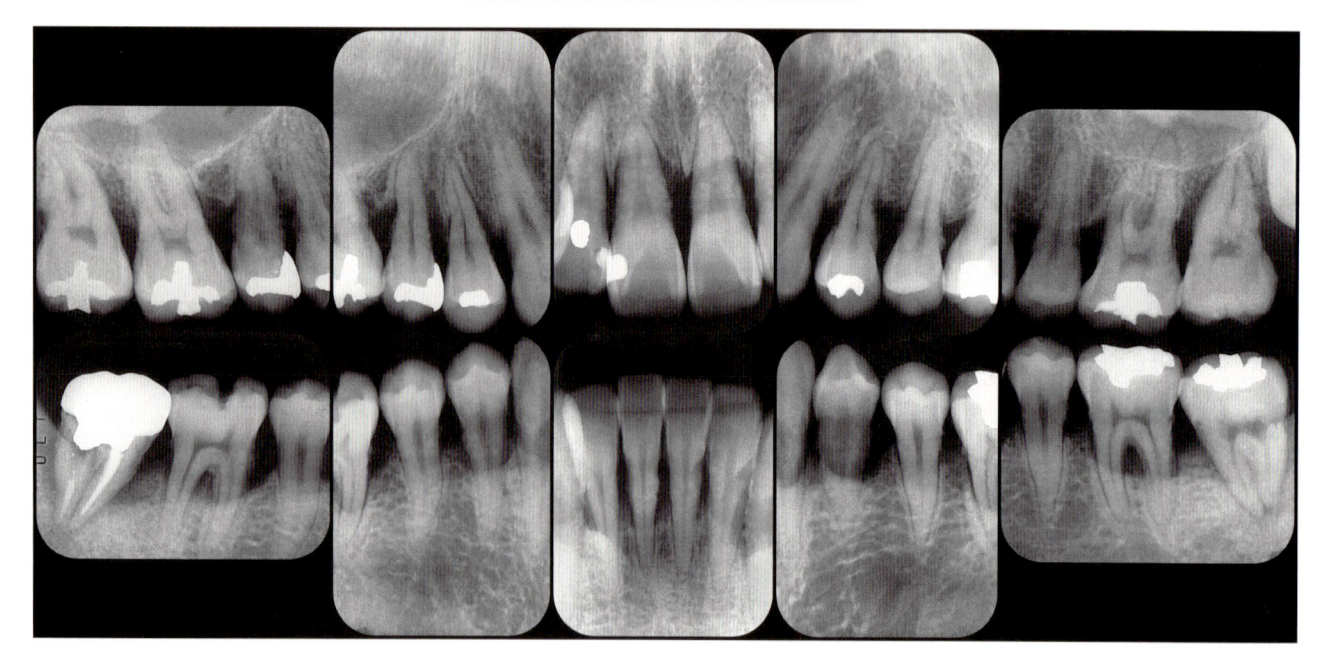

症例の解説

●口腔内写真、エックス線写真からわかること

歯周病のすべての現症をみる口腔内であり、当時35歳の年齢を考慮して、広汎性慢性歯周炎と診断された。歯周基本治療の基本であるセルフケアに関しては数件の医院で聞いているとのこと。よって、歯肉縁上のコントロールは悪くはない。現状でこれ以上のプラークコントロールを求めるより、縁上・縁下のプラークコントロールを提供することが必須と考えた。しかし、あまりにも歯石の量が多い。またその歯石があまりにも硬い。担当の歯科衛生士として、どこまでスケーリング・ルートプレーニングが可能であるかを超音波スケーラー、エアスケーラー、ハンドキュレットで試してみたが大差なく、どこかの部位を取り残してしまう。そこで、

1）細菌叢のシフトが早急に必要な症例である
　・歯周病の進行が早い患者である
　・常に排膿している
　・全身の健康状態にも悪影響であろう
2）スケーリング・ルートプレーニング後の歯周外科では、その分多くの時間を費やしてしまう
3）勤務体制からアポイントがなかなかとれない
4）スケーリング・ルートプレーニング後の歯肉のアダプテーションを考えると、歯周外科時出血は少なくなるが、歯肉の退縮率は大きいのではないか

などを、歯科医師とディスカッションした。

●治療のポイント

Quirynen（1995～2000）の One-stage Full Mouth Disinfection すなわち早期に細菌叢をシフトするため24時間内に全顎スケーリングを行うという論文にヒントを得、臨床応用することになった（早期の歯周外科処置）。ただしその条件として、

1）患者自身の認識と協力がある
2）インフォームドコンセントが成立している
3）術者に十分な技術がある
4）メインテンスを継続できること
5）全身の管理ができること

があげられる。ほぼすべてをクリアし、全顎6回に分けての歯周外科を3ヵ月以内で実施した（例：3＋3 歯周外科、7日後洗浄パック除去、抜糸、全顎のPMTC→14日後 7－4 歯周外科→21日後洗浄パック除去、抜糸、全顎のPMTC、といったペース）。

初診時の歯周チャート

図2-3　全顎的に深いポケット値を認め、大臼歯部すべての歯に根分岐部病変を認める。7|7、7|7には垂直的動揺あり。

チーム医療に活かす 見る読む エックス線写真

メインテナンスにどう取り組むか

　歯肉の退縮、隣接面の空隙は避けることはできなかったが、患者自身、術後の審美性に対しては不満はないという。口腔内全体が快適になり、知覚過敏もないことから、機能性（特に食事の喜び）が増してきたとのこと。

歯科医師によって行われた治療
- 全顎の歯周外科処置
- 7|7、7|7 の抜歯
- 咬合調整
- う蝕処置

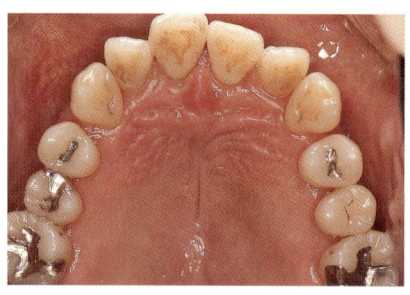

歯科衛生士メインテナンスポイント
- 今日までの状態を問診して確認
- 歯周診査とプラークコントロールの診査、全顎的なPMTC
- フッ化物塗布

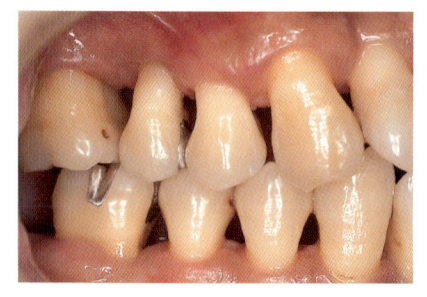

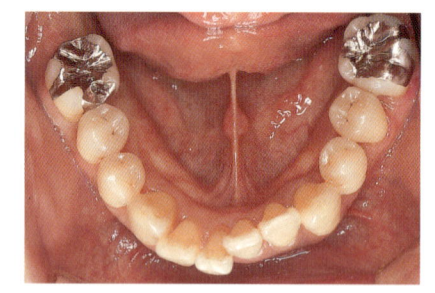

図2-4　初診より1年経過時の口腔内写真（メインテナンス移行時）。歯肉退縮はあるが、健康な回復を見せている。小臼歯の近心グループはコントロール要注意部位である。

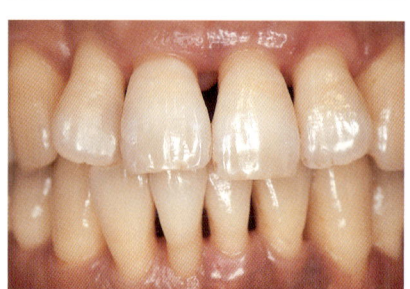

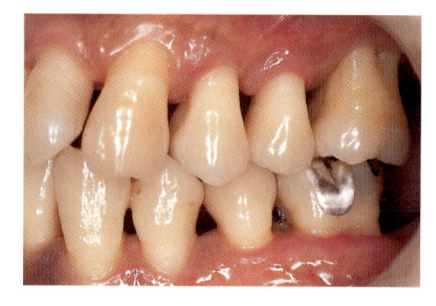

▼図2-5　骨頂の鮮明度にはまだ不十分な部位もあるが、ほぼ水平的に安定している。6|6 根分岐部は歯肉の十分な適合が得られたので、このままメインテナンスを続けていく。

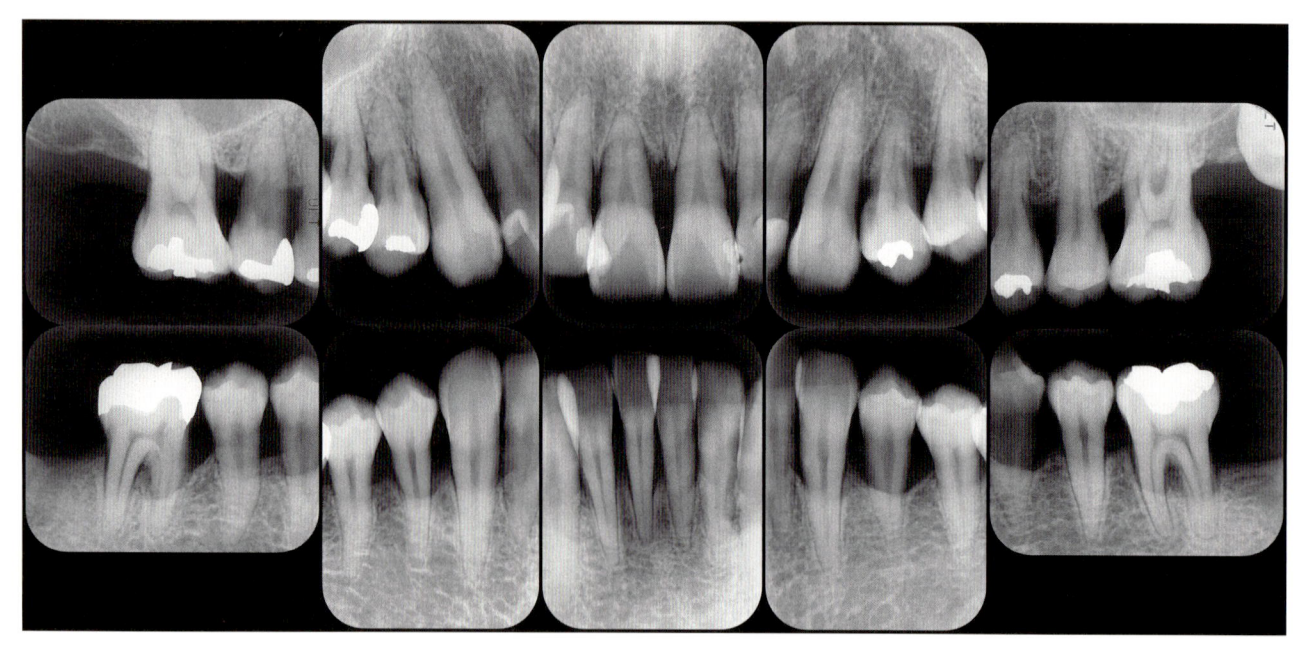

メインテナンスにおける着眼点

図2-6-a 1|1において根尖までおよぶ歯槽骨の吸収が認められる。歯根表面には多量の歯石が沈着していることがわかる。

図2-6-b 歯周外科処置で原因の炎症除去を行い歯根面が滑沢になった状態。骨は緻密化しているが、骨レベルを考えると炎症のコントロールと咬合のコントロールのバランスが重要である。

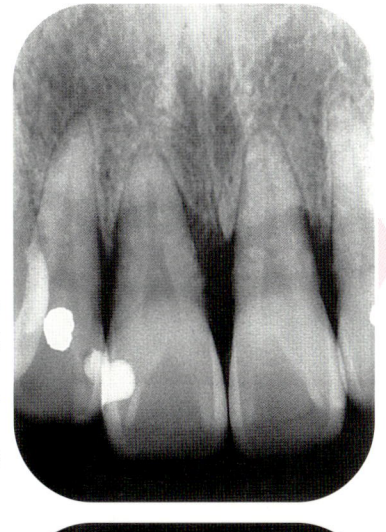

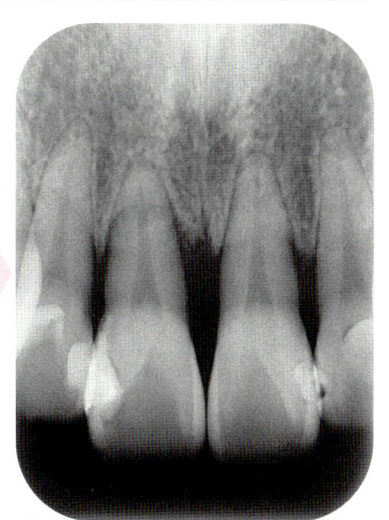

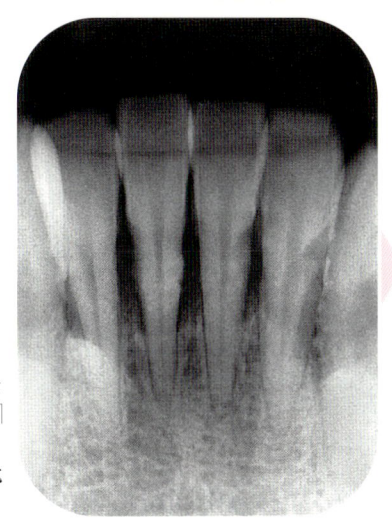

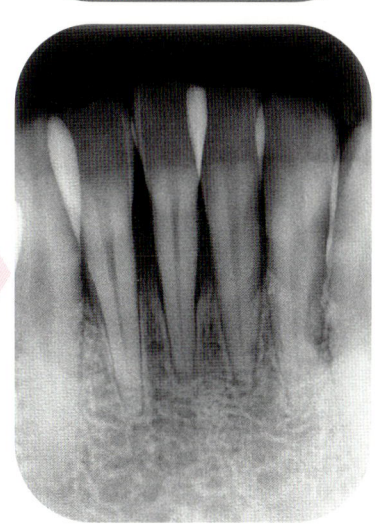

図2-7-a 2|2において歯冠－歯根比の不利な点に気がつく。歯根表面に歯石の沈着を認め、1|は歯根膜腔の拡大も認める。

図2-7-b 歯根表面が滑沢化され、骨頂の鮮明化がわかる。1|にはまだ歯根膜腔の拡大が残る。

メインテナンス時の歯周チャート

根分岐部病変																
動揺度			1	2	2								1	1	1	
プロービング値		5 5 7	3 6 5	2 2 4	2 5 3	2 4 2	3 3 5	4 4 2	3 3 3	5 5 3	2 3 4	3 2 3	5 6 7				
		5 5 7	3 5 5	2 5 4	2 4 3	3 2 2	3 5 5	4 4 2	3 3 3	5 2 3	2 3 4	3 4 3	4 6 7				
	8	7	6	5	4	3	2	1	1	2	3	4	5	6	7	8
	8	7	6	5	4	3	2	1	1	2	3	4	5	6	7	8
プロービング値		2 4	5 2 2	2 2 2	2 3 2	3 2 2	4 5 4	5 5 6	5 5 7	5 5 5	2 2 3	3 5 2	2 2 3	4 6		
		2 2	5 2 2	2 2 2	2 3 2	2 2 4	4 4 5	5 6 5	6 6 7	5 5 5	2 3 3	5 5 2	3 2 2	3 5		
動揺度			1	1	1								1	1	1	
根分岐部病変																

赤字：アタッチメントレベル

図2-8 深いポケットの存在は消失したものの、歯肉の退縮が大きいため、アタッチメントレベルの測定部位が多くなった。動揺度は生理的動揺の範囲内となる。

チーム医療に活かす 見る 読む エックス線写真

3 PART3 症例集
破壊進行性歯周炎限局型の症例

藤橋歯科医院

初診時の口腔内所見

初診：1996年10月30日（17歳女性）
主訴：上顎前歯歯肉の腫れ、出血、動揺
既往歴：歯肉からの出血と動揺で悩み、他院にて歯周治療を希望したが思うように進まず、紹介で当医院に来院

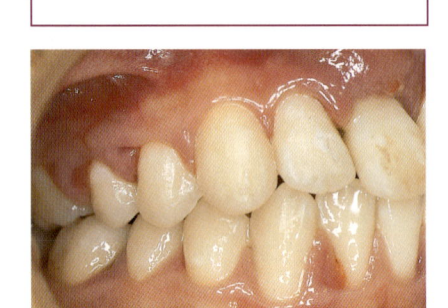

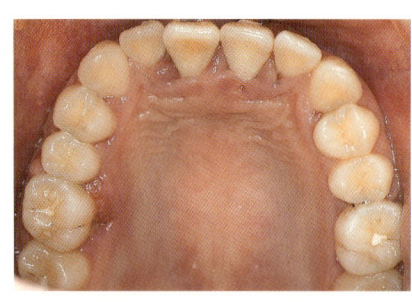

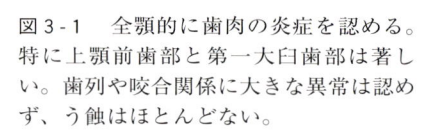

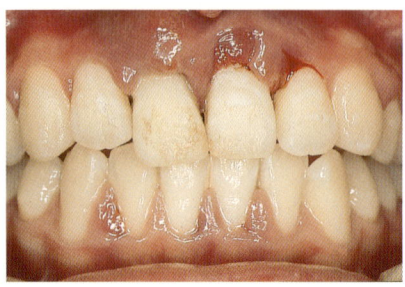

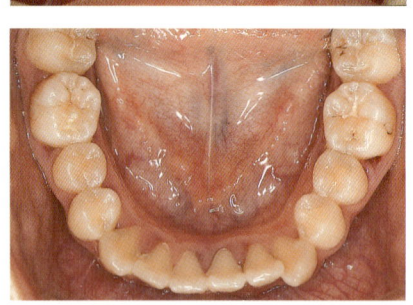

図3-1　全顎的に歯肉の炎症を認める。特に上顎前歯部と第一大臼歯部は著しい。歯列や咬合関係に大きな異常は認めず、う蝕はほとんどない。

▼図3-2　全顎的に歯槽骨の吸収が進行している。上顎中切歯は根尖におよぶ付着の喪失と骨吸収、第一大臼歯の近心部には垂直性の骨吸収を認める。

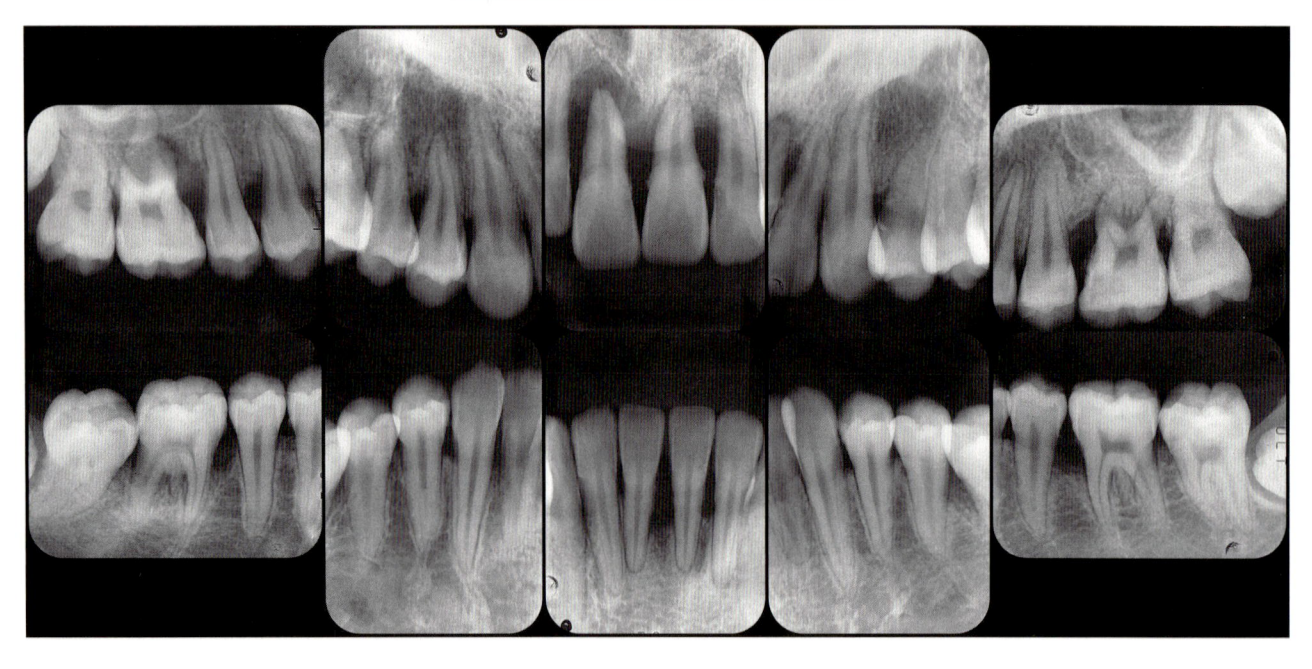

症例の解説

●口腔内写真、エックス線写真からわかること

全顎的に歯周炎の進行を認める。6 1|1 6 には著しく進行した付着の喪失と骨吸収を認める。主訴の 1|1 の腫脹と動揺は自然脱落寸前である。しかし、

- 歯周炎の進行に比して年齢が若い
- 歯肉縁下歯石が多量に付着しているとは考えにくい
- う蝕がほとんどないことから歯周病の原因菌を中心とした細菌叢を持つ口腔内であろう

以上のことから、破壊進行性の歯周炎の限局型（当時、若年性歯周炎の限局型）と診断された。その特徴として、

- 11〜13歳で発症、女性に多い（発症頻度が0.1〜0.4％）
- 急速な付着の喪失と歯槽骨の吸収
- 代表的な原因菌として $A.a$ 菌
- 歯根セメント質の形成不全

などがあげられる。

●治療のポイント

1）早期に細菌叢のシフト
- セルフケアの確立とそのためのサポート
- スケーリング・ルートプレーニングによるバイオフィルムの除去
- 保存不可能な歯の抜歯とプロビジョナルレストレーションの装着
- 深いポケットへの早期外科処置でのアプローチ

2）二次的咬合性外傷を防止するための咬合調整

3）17歳女子高校生への精神的サポート

●治療経過

1）主訴であった上顎中切歯は、本人の希望と歯科医師の診断の結果、抜歯となり同日プロビジョナルレストレーションを装着した。

2）確実な原因の除去を提供するため、6|6 に歯周外科処置を行う。その際、保存の可否を決定する。

3）それ以外の部位においては、通常の歯周基本治療の流れに沿って進め、スケーリング・ルートプレーニングでの原因除去療法を行う。

4）歯科医師による咬合の診査と調整を行う。

初診時の歯周チャート

図3-3 破壊進行性歯周炎の特徴である 6 1|1 6、6|6 に深いポケット値を認める。6|6 では動揺度2度、1|1 は自然脱落寸前である。

チーム医療に活かす　見る読むエックス線写真

メインテナンスにどう取り組むか

　安定した状態を継続するためにセルフケアとプロフェッショナルケアを徹底する必要がある。また根面う蝕のリスクを考慮しフッ化物を応用する。保存した$\overline{6}$は要注意部位であり、スケーリング・ルートプレーニングのみの対応でメインテナンスに入った$\overline{6|6}$も厳しく診査していく必要性を感じる。

歯科医師によって行われた治療
・全顎的咬合の診査と調整
・生活習慣の変化（学生〜社会人へ）に伴う口腔内の変化、顎位の変化などを問診と診査、アドバイス

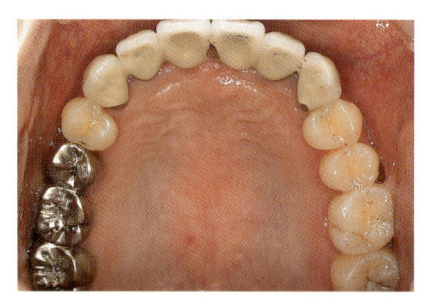

歯科衛生士メインテナンスポイント
・今日までの状態を問診して確認
・歯周診査とプラークコントロールの診査、全顎的なPMTC
・情報提供と今後について

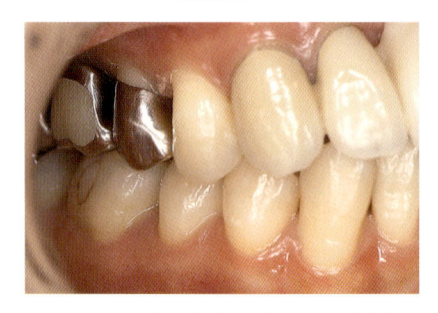

図3-4　初診時より1年2ヵ月経過時口腔内写真。歯周治療の結果、歯肉の腫脹や発赤は改善し、プラークコントロールは安定維持されている。今後、下顎前歯部歯列叢生の変化に適切かつ迅速に対応すべきであろう。

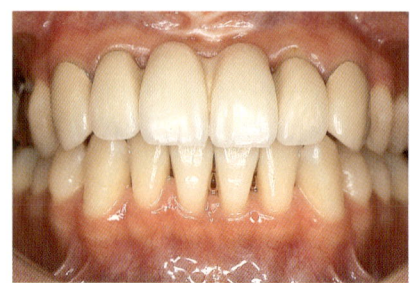

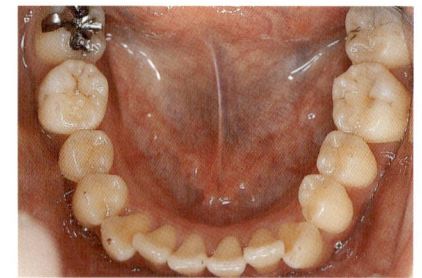

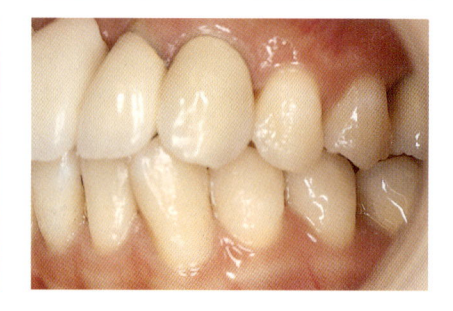

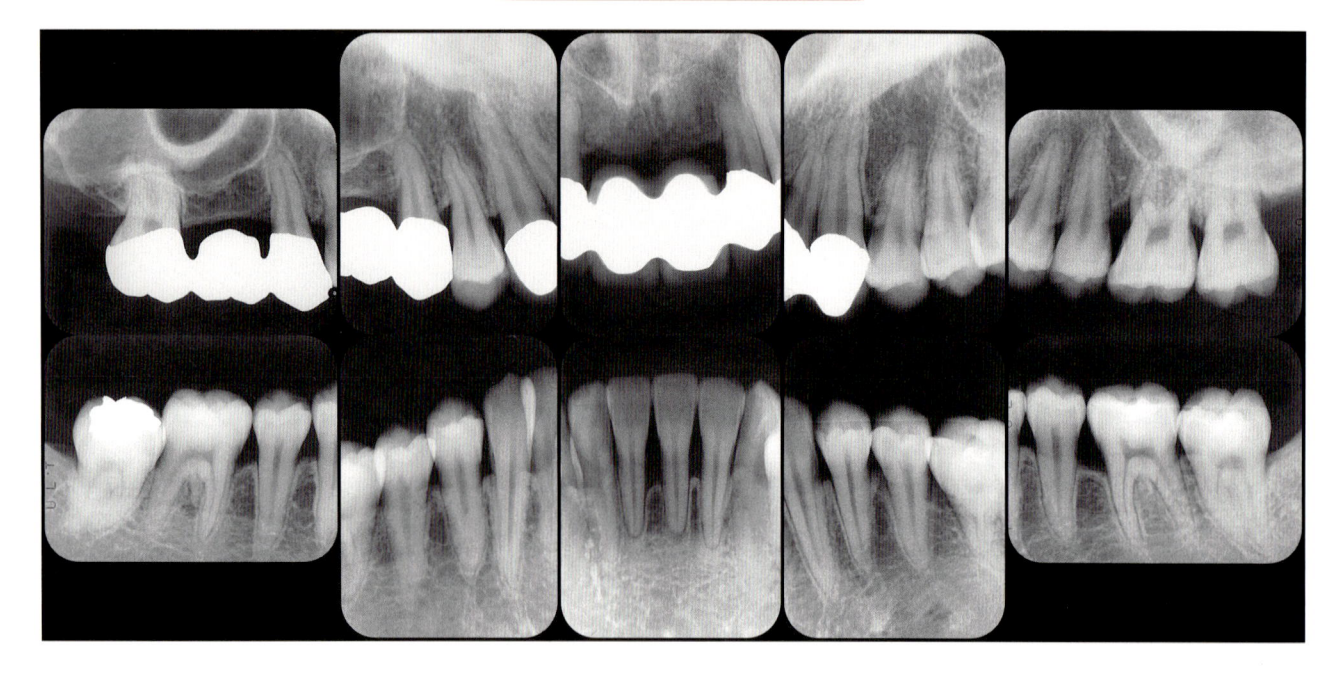

▼図3-5　初診時より1年2ヵ月経過時のエックス線写真像。$\overline{1|1}$、$\overline{6|6}$、$\underline{|6}$においては、まだ骨の平坦化が不十分のままではあるが、鮮明に緻密化してきた。それ以外の部位において、骨頂の鮮明化がわかる。

メインテナンスにおける着眼点

図3-6-a、b ⎿6は歯冠−歯根比もけっして理想的とはいえない。その近心部に垂直性の骨吸収が根尖におよぶため、歯周外科処置で完全な原因の除去を行った。現在は、プロフェッショナルケアを徹底している。

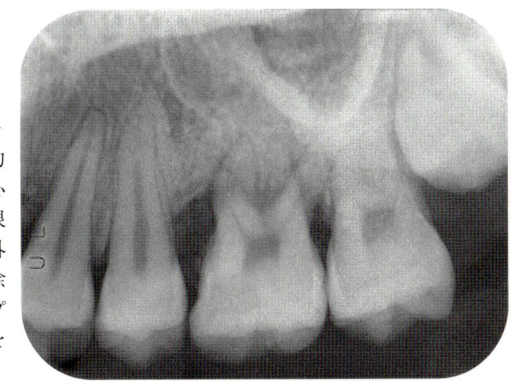

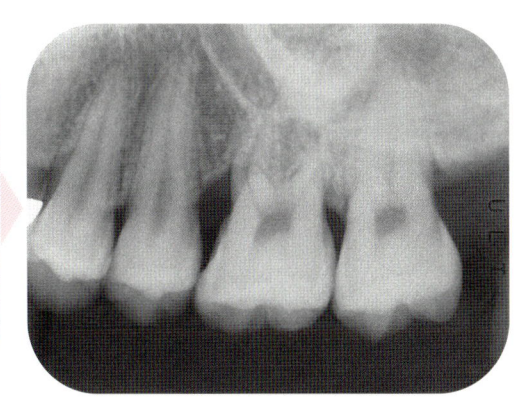

図3-7-a 1|1においては水平的および一部垂直的骨吸収を認める。歯の動揺があるため、歯根膜腔の拡大も認める。
図3-7-b 術後。歯根膜腔の拡大はまだあるものの、骨頂が鮮明化し、緻密化した状態がわかる。歯肉の退縮を起こさぬよう、イリゲーションを行う。

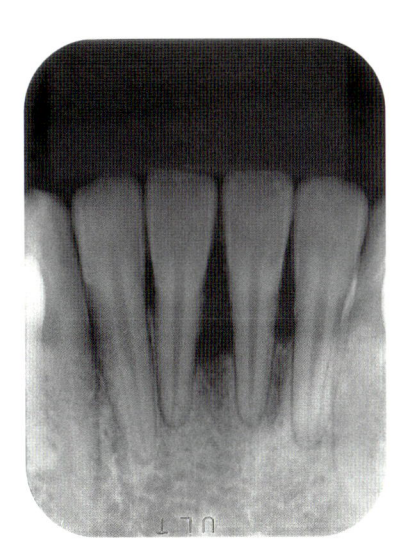

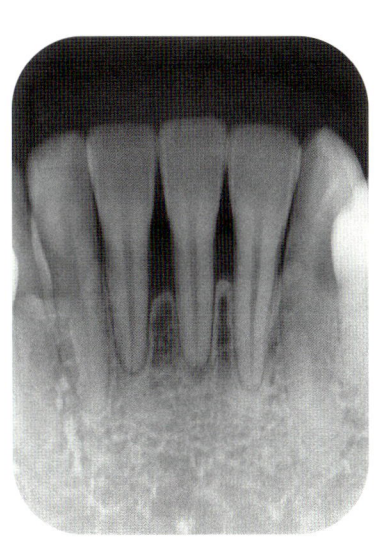

メインテナンス時の歯周チャート

根分岐部病変																	
動揺度																	
プロービング値		3 2 3		3 2 3	3 2 3	3 2 3	3 2 3	3 2 3		3 2 3	3 2 3	3 2 3	3 2 3	3 2 4	2 3 3	3 2 4	
		3 2 3		3 2 3	3 2 3	3 2 3	3 2 3	3 2 3		3 2 3	3 2 3	3 2 3	3 2 3	3 2 4	2 3 2	3 4	
	8	7	6	5	4	3	2	1	1	2	3	4	5	6	7	8
	8	7	6	5	4	3	2	1	1	2	3	4	5	6	7	8
プロービング値		3 2 3	3 2 3	3 2 3	3 2 3	3 2 3	3 2 3	3 2 3	3 2 3	3 2 3	3 2 3	3 2 3	3 2 3	3 2 3	3 2 3	3 2 3	
		3 2 3	3 2 3	3 2 3	3 2 3	3 2 3	3 2 3	3 2 3	3 2 3	3 2 3	3 2 3	3 2 3	3 2 3	3 2 3	3 3 3	3 3 3	
動揺度																	
根分岐部病変																	

○：BOP有

図3-8 メインテナンスに入り、深いポケット値は認めない。病的動揺度はすべて消失し、生理的動揺の範囲である。⎿6近心部は要注意と考える。

4 PART3 症例集
破壊進行性歯周炎移行型の症例

藤橋歯科医院

初診時の口腔内所見

初診：1993年5月（30歳男性）
主訴：噛めない、歯肉からの出血と排膿
既往歴：1988年に 5|5 6 を抜歯後、放置、他歯科医院より紹介で来院

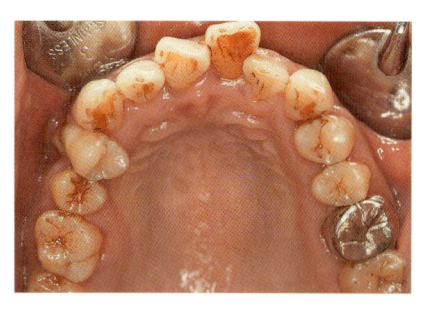

図4-1　歯周疾患の進行に伴う歯列と咬合崩壊が見られる。4|、|6 は歯肉の炎症が顕著であり、5|5 6 欠損部は抜歯後5年経過、|7 の近心傾斜は|8 の力をも受けてのことであろう。

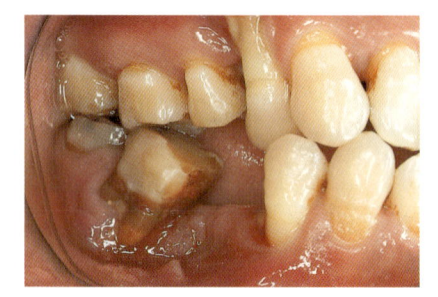

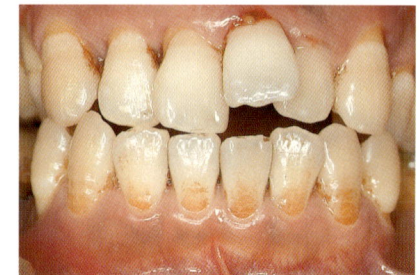

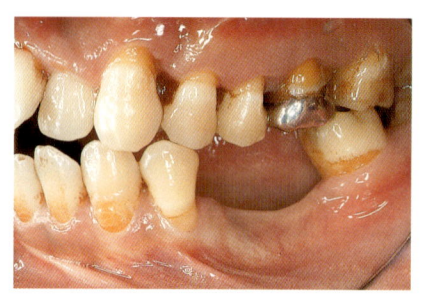

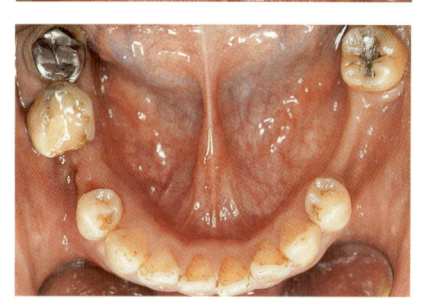

▼図4-2　4|、|6 は根尖部におよぶ骨吸収が確認できる。しかし、7|7 では 6|6 のような著明な骨吸収は認められない。3＋4 は骨レベルが比較的良いことから、治療は容易と推察できる。

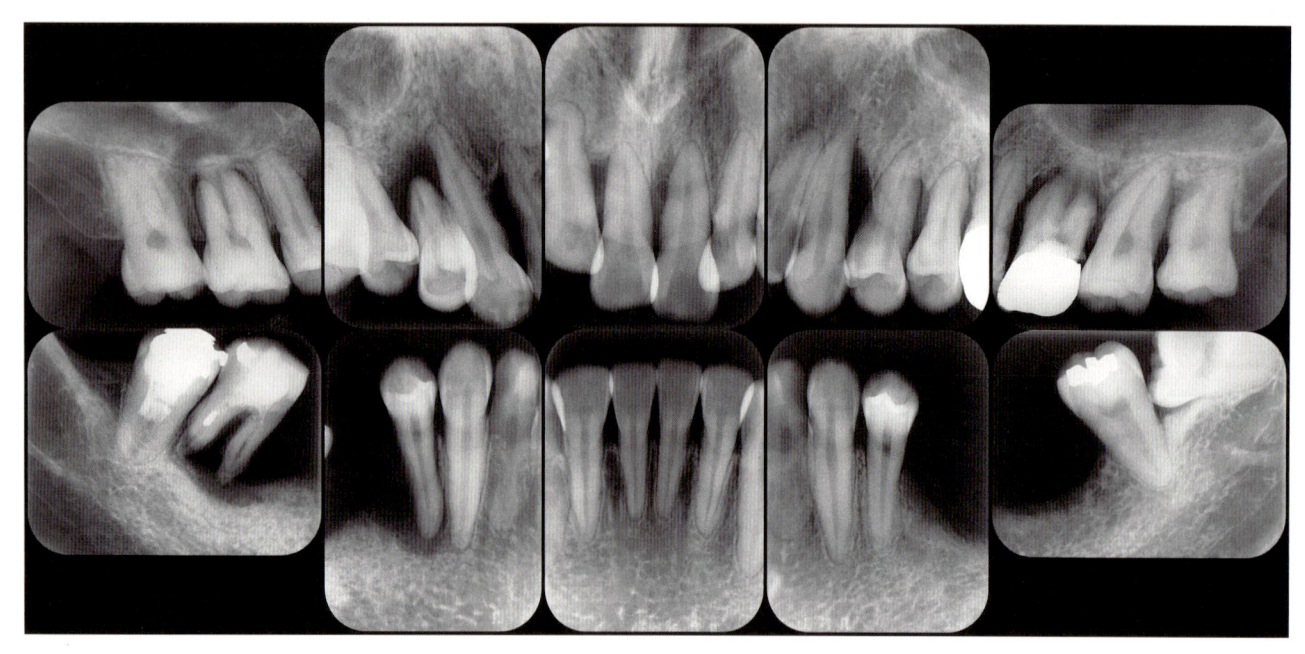

症例の解説

●口腔内写真、エックス線写真からわかること

くり返される膿瘍形成と歯の動揺の進行で、食事困難という主訴にて来院。他院にて通院・診療、約6ヵ月経過後、紹介で来院。当日も歯周膿瘍の形成があり、歯肉の退縮とそれに伴う歯根露出部位が顕著である。

自然出血や排膿もあり、口腔内がべたつく。ご本人の話によると、中学生の頃から口腔内の不快に悩み、学校歯科検診では歯肉炎といわれていたと伺う。他の診査やエックス線写真から、限局型の破壊進行性歯周炎（当時は若年性歯周炎）と診断できる。

●治療のポイント

1）歯科衛生士による基本治療
2）歯科的、全身的既往を問診
　→ご自身の"歯周状態についてご理解いただくためのインフォームドコンセント"を的確に行う準備をする。
3）重度に進行した保存不可歯は、早期に抜歯
　・口腔内細菌叢を変えるため
　・隣在歯を保護するため
　・二次的咬合性外傷を防ぐため
4）歯科医療チーム全体でのサポート
　→早期に数歯が抜歯になることと、治療用義歯を使っていただくという点で、われわれは心のフォローアップに努める。

●治療経過

保存不可能と診断された歯の抜歯と治療用義歯を使用するという治療期間（これも基本治療）を経て、残存保護歯は 7 5 3 | 2 5 7 、7 3 2 1 | 1 2 3 4 7 となった。

それに対しての再評価診査を行い、原因除去はスムーズに進みセルフケアも安定していること、今後の補綴物作成を前に環境改善の外科処置が必要とする部位があることを鑑み、治療の経過と今後についての話し合いを行った結果、上顎はプロビジョナルレストレーション、下顎は治療用義歯を用い、歯科医師は付着歯肉の幅、歯冠長など口腔内環境の確認を行い、歯科衛生士はプロビジョナルレストレーションを用いてのプラークコントロールの確認とトレーニングを行った。

初診時の歯周チャート

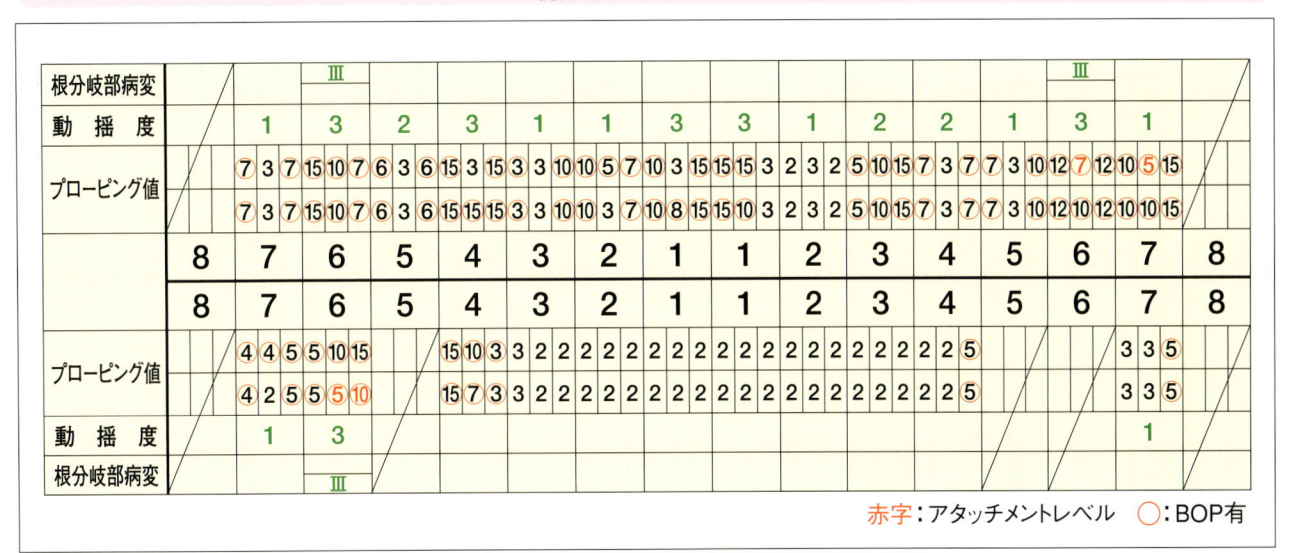

赤字：アタッチメントレベル　○：BOP有

図4-3　|2、3—4 以外のすべての部位に深いポケット値を認める。6 4 1 | 6、6 の動揺度は3度以上である。

チーム医療に活かす 見る読むエックス線写真

メインテナンスにどう取り組むか

プラークコントロールを安定していただくための、継続的なモチベーションと診査を行う。7 5 3|2 5 7 支台歯のブリッジにおいては、各歯、歯周組織の安定を願い、来院の際のプロービング値、BOPの確認のために正確な診査を行う。顎位や咬合の変化を予知し、歯科医師による咬合の診査を定期的に受ける。

歯科医師によって行われた治療
（上顎 7 5 3|2 5 7 支台歯のクロスアーチブリッジ、下顎 6 5 4|5 6 メタルプレートデンチャーに対し）
・来院時必ず咬合の診査と調整
・夜間就寝時のスプリントの使用の確認

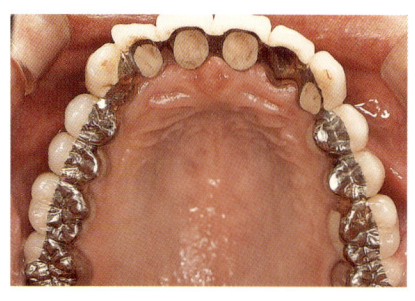

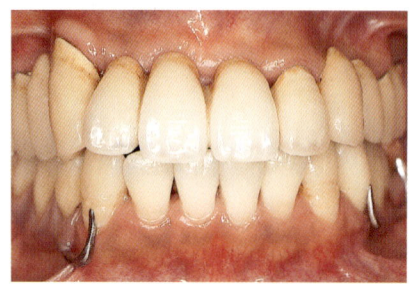

歯科衛生士メインテナンスポイント
・今日までの状態を問診して確認
・歯周診査とプラークコントロールの診査、全顎的なPMTC
・義歯ケアの実施と指導
・ソフトスプリントの指導
・情報提供と今後について

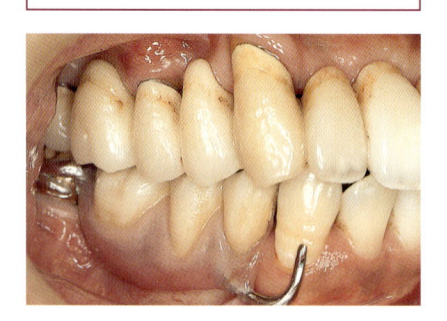

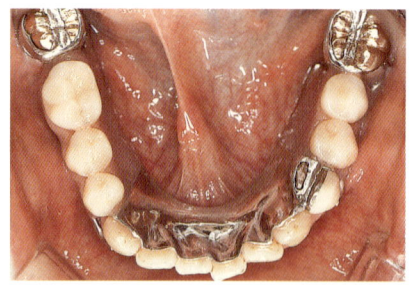

図4-4 初診時より2年経過時の口腔内写真。補綴物の装着および義歯作製が終了し、機能性、審美性が大きく改善された。喫煙の習慣がなくなった。

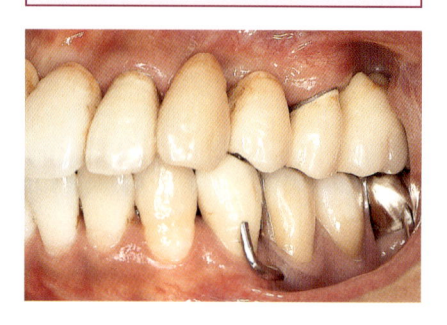

▼図4-5 初診時より2年経過時のエックス線写真像。歯槽骨の安定が得られ緻密化してきた。重度に進行した 4| や |6 の与えた影響を考えると、3| の遠心、|5 の遠心は要注意であろう。

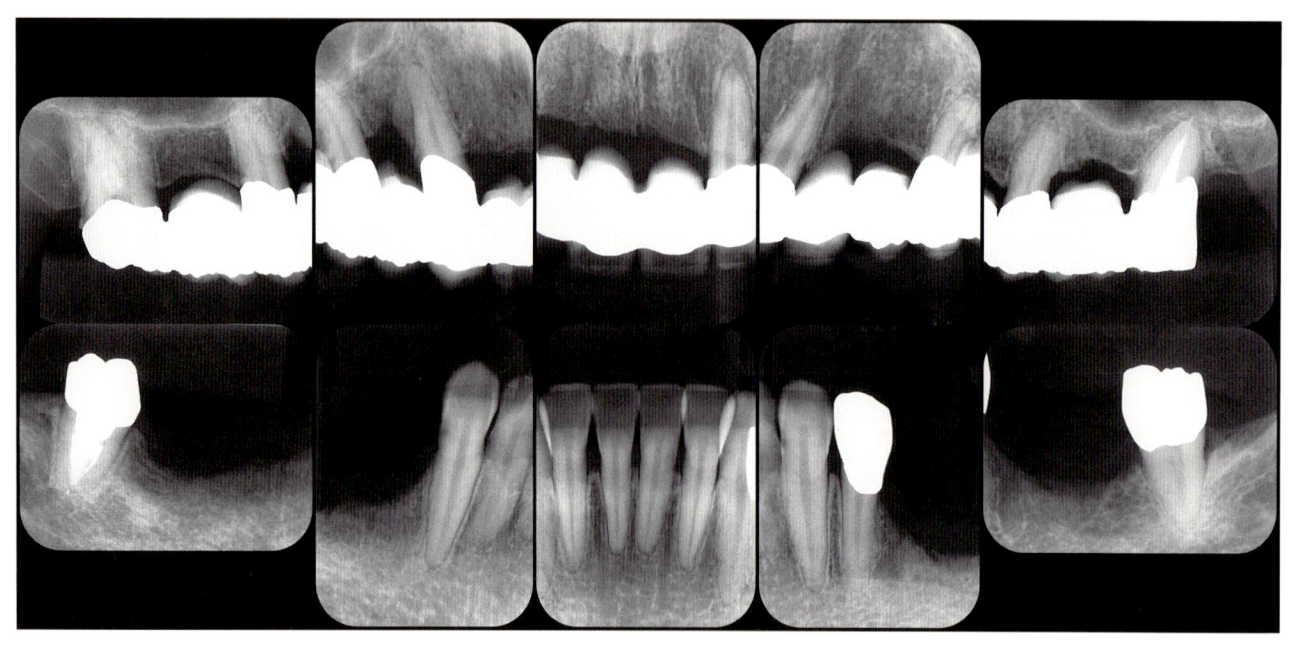

メインテナンスにおける着眼点

図4-6-a ⌐6には根尖におよぶ歯槽骨の吸収を認める。7 5⌐に比してその吸収がこの病体の一つの特徴といえよう。

図4-6-b ⌐6の抜歯後、5⌐遠心部、⌐7近心部の骨頂は鮮明になった。安定しているといえよう。

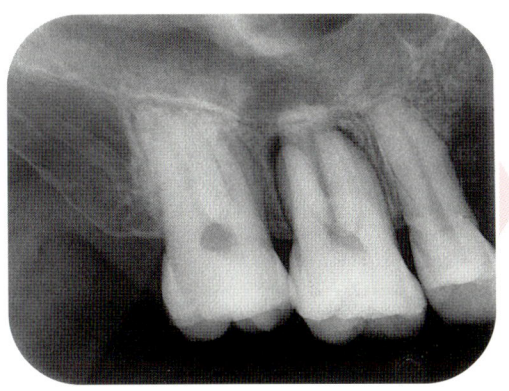

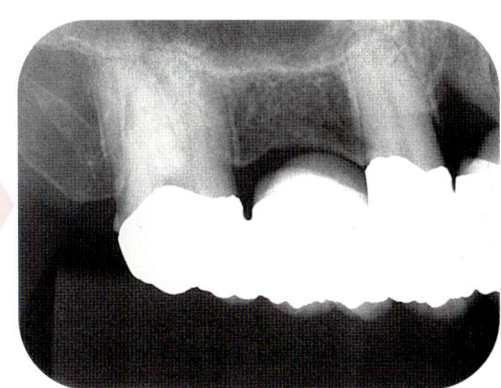

図4-7-a ⌐6には根尖部に及ぶ歯槽骨の吸収が認められる。5⌐遠心部、⌐7近心部の歯肉にも抵抗力がない。

図4-7-b ⌐6抜歯後、骨頂は鮮明化した。しかし5⌐遠心部、⌐7近心部のポケット内イリゲーションが必要不可欠である。

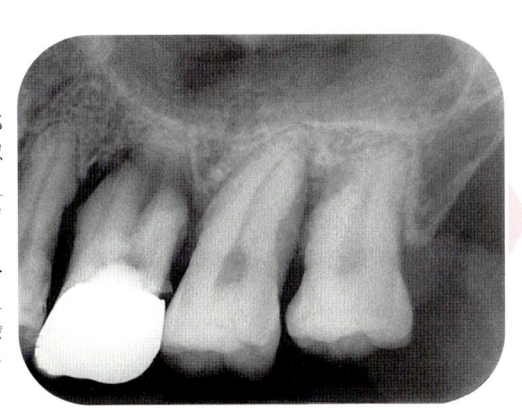

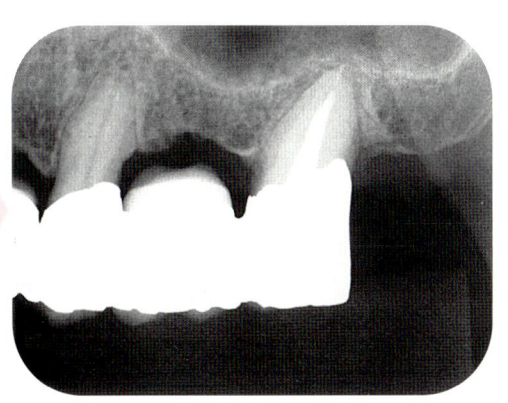

メインテナンス時の歯周チャート

根分岐部病変																
動揺度																
プロービング値		2 2 3		3 2 2		2 3 2			2 2 2		2 2 2		3 2 2			
		2 2 3		3 2 2		2 2 2			2 2 2		2 2 2		3 2 2			
	8	7	6	5	4	3	2	1	1	2	3	4	5	6	7	8
	8	7	6	5	4	3	2	1	1	2	3	4	5	6	7	8
プロービング値		3 2 1			2 2 1	2 1 2	2 1 2	2 1 2	2 1 2	2 1 2	2 2 2				2 2 2	
		3 1 1			2 1 1	2 1 2	2 1 2	2 1 2	2 1 2	2 2 1	2 2 1 2				2 2 2	
動揺度																
根分岐部病変																

赤字：アタッチメントレベル

図4-8 メインテナンス中、歯周組織、咬合関係は安定している。下顎前歯の動揺度も生理的範囲を示す。

チーム医療に活かす 見る読むエックス線写真

5 PART3 症例集
多数の垂直性骨吸収に苦慮した症例

松田歯科クリニック

初診時の口腔内所見

初診：1996年12月9日（50歳女性）
主訴：6̲ の咬合痛で来院、他院で受けた歯周治療の続きを希望
既往歴：他院にて歯周基本治療〜歯周外科治療が行われているが、一向に改善しない

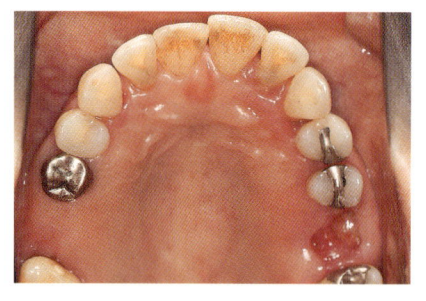

図5-1 歯肉に軽度の炎症を認めるものの限局的なものであり、発赤・腫脹が少ない引き締まった部位も見られる。過去に外科処置まで行っているためか、歯根面の露出が著明である。

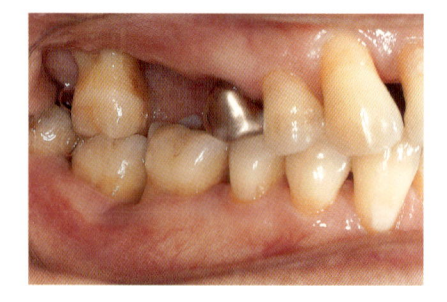

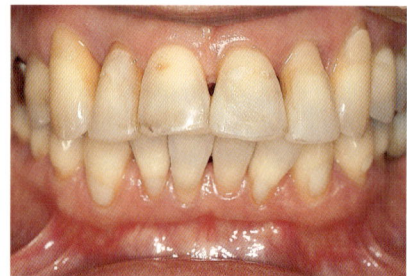

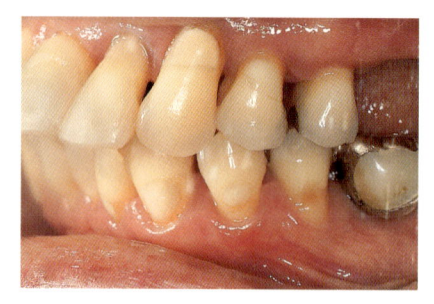

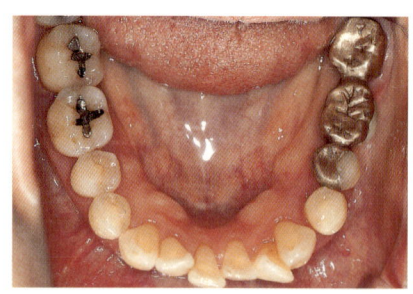

▼図5-2 全体的に水平性の歯槽骨吸収像が確認できる。その中でも 2|2 は根尖付近まで歯槽骨の吸収が進行している。また、大臼歯部においては根分岐部まで進行している部位が多数ある。

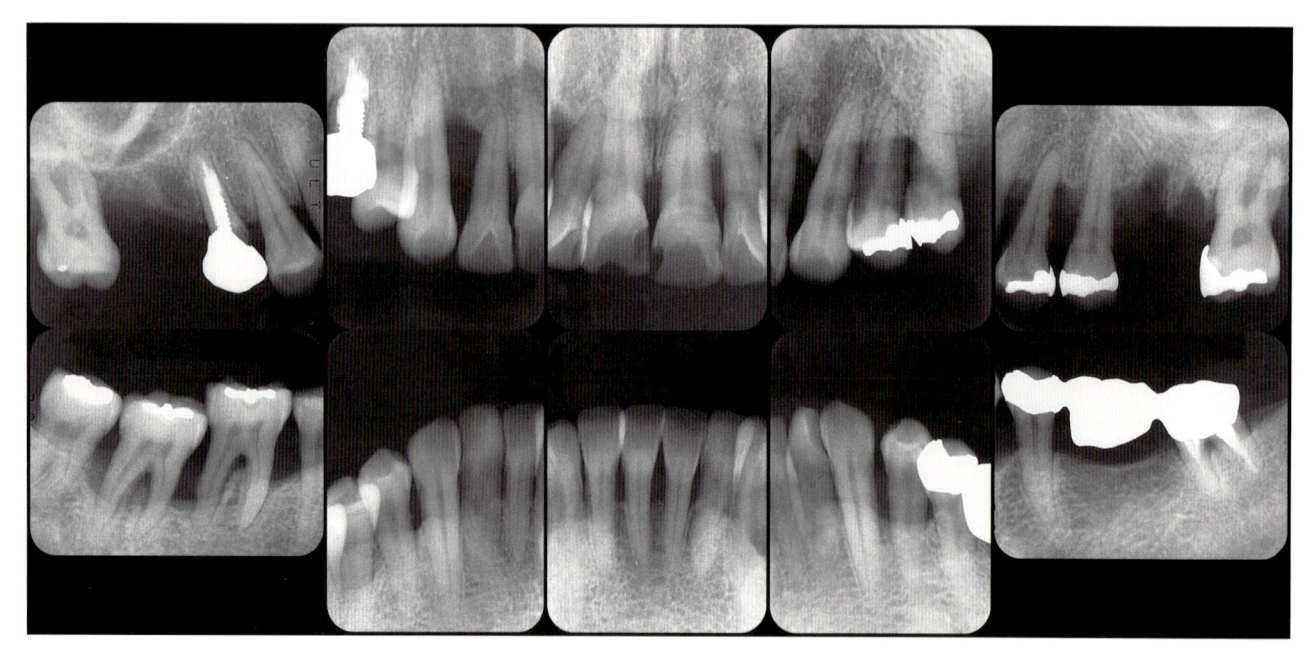

症例の解説

●口腔内写真、エックス線写真からわかること

他院で歯周治療を受診したが改善が見られず、来院。前医にて指導を受けたのかプラークコントロールは一見良好のようだが、一部口蓋付近に炎症が認められる。歯周疾患が進み個々の歯が近心傾斜を起こし、やや上顎前突を呈している。エックス線写真にもこの所見がみられ、全体的に水平性骨吸収が進み大臼歯に根分岐部病変が認められる。特に7|7は根尖まで骨吸収が進み保存は困難な状態。補綴されている|5は装着されているポストコアが太く破折の危険性がある。|7も根分岐部病変Ⅲ度であり、|6は歯根膜の拡大が認められ、咬合性外傷が推測される。一方|7はルートトランクが見られず、根分岐部の透過像は髄床底のう蝕が考えられる。このように、エックス線写真は単に抜歯の判定のみならず病状の原因の推測や歯科衛生士の行うスケーリング・ルートプレーニングにも重要な役割を果たす。

●治療のポイント

1）歯科衛生士による基本治療
2）前医で歯周治療を行っていたが、今回の治療に歯周組織がどう反応するであろうか
3）抜歯した後の補綴の設計
4）部分床義歯となった場合、鉤歯をう蝕、歯周疾患、力から守れるか

●治療経過

抜歯の前に歯周組織の反応を見るために歯科衛生士が基本治療を行った。特にスケーリング・ルートプレーニングを行う場合、エックス線写真で骨吸収の位置や歯根形態を確認することが大切。歯周組織の改善が見られ始めたが、保存不可能な7|7、8|7、|7を抜歯し、仮義歯を上下顎に装着した。その後臼歯部に歯周外科処置を行った。一方上顎前突を改善するために、前歯の隣接面の削合後MTMを行い歯軸の改善、歯周治療後に改善の見られない2|2は抜歯し、プロビジョナルレストレーションを装着した。プラークコントロールが上達し炎症も改善したので、その間にMTMした前歯のアンテリアガイダンスをプロビジョナルレストレーションを用いて調整、最終補綴を行った。上下顎が部分床義歯になったので鉤歯を守ることが特に大切で、歯科衛生士のメインテナンス中における歯根膜腔の拡大や、遠心面のう蝕、骨吸収の確認が重要である。

初診時の歯周チャート

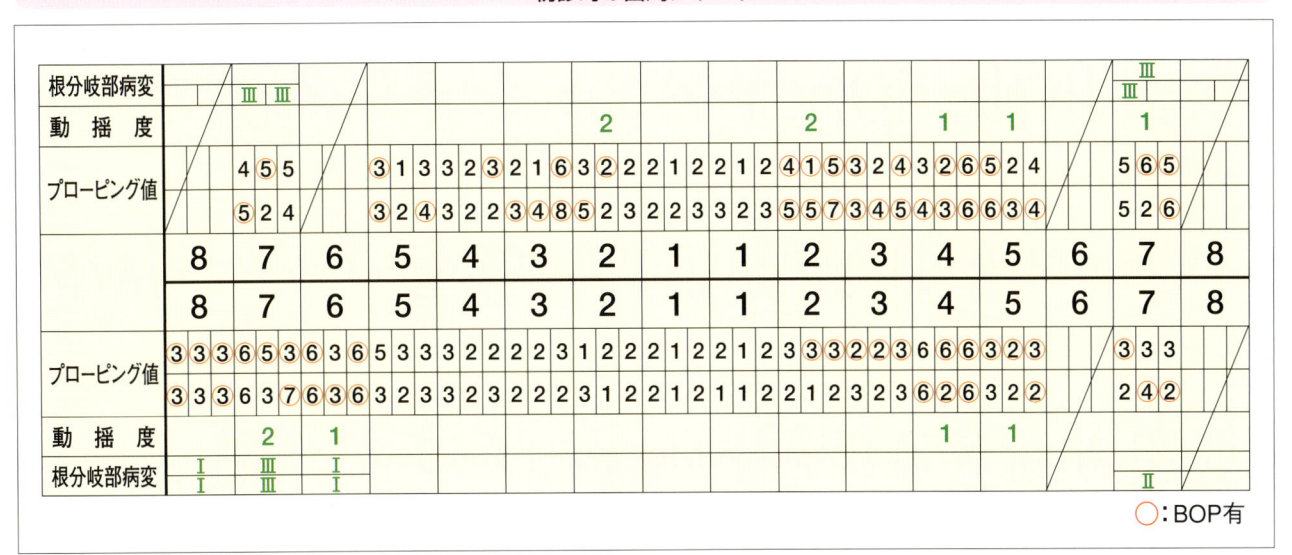

図5-3 深い歯周ポケットを形成していて、BOPが多く認められる。Ⅲ度の根分岐部病変が測定された7|7および|7と、支持骨の少ない2|2は、抜歯と判定された。

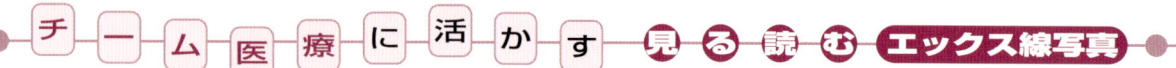

チーム医療に活かす 見る読む エックス線写真

メインテナンスにどう取り組むか

根面露出部が多いため知覚過敏や根面う蝕が現れやすいので、日常生活におけるフッ化物の応用を継続的に指導することが大切である。また、付着歯肉が少ないため過剰なブラッシングを防ぎ、歯肉や根面を傷つけない的確なPMTCを行っていく必要がある。

歯科医師によって行われた治療（メインテナンス中）
- 鉤歯の 5| が歯根破折を起こしたため、抜歯と同部位の義歯の増歯
- 3| 近心部の歯周ポケットの再発により、化学的プラークコントロールの実施

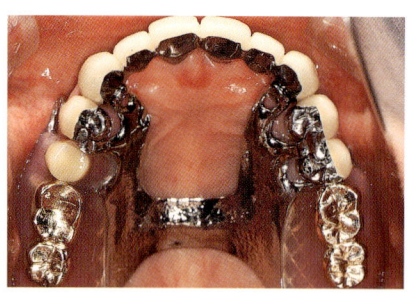

歯科衛生士メインテナンスポイント
- 今日までの状態を問診して確認
- 義歯の状態の確認と超音波洗浄
- 3| を中心にプロービングとデブライドメント、全顎のPMTC
- 歯根露出に伴う知覚過敏がある場合は、フッ化物塗布

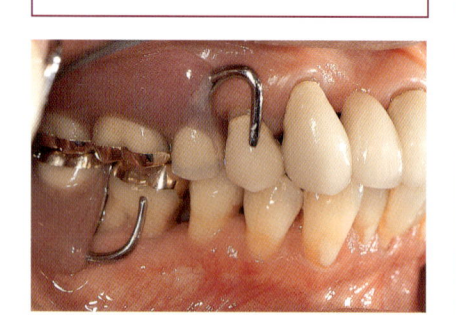

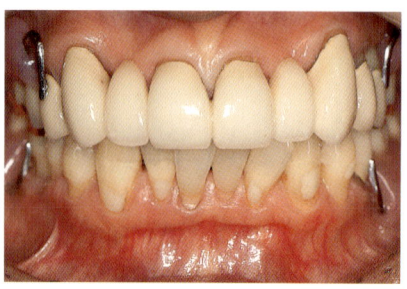

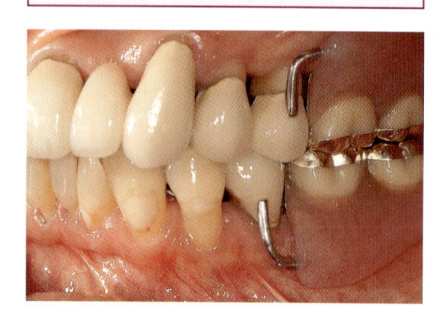

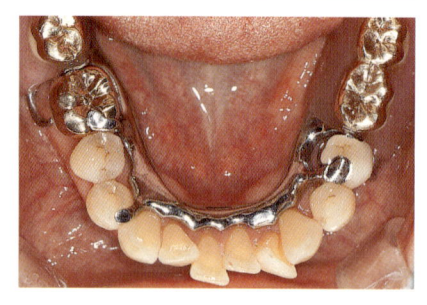

図5-4　初診時より7年経過時の口腔内写真。補綴治療・義歯作製を終了し、機能的および審美的に改善された口腔内の状態である。しかし、根面露出が多いため知覚過敏の症状がある。根面う蝕にも注意が必要である。フッ化物の使用を強化し、生活歯を守っていけるよう留意する。

▼図5-5　初診時より7年経過時のエックス線写真像。エックス線写真像からは著明な骨の変化は認められないが、6| の遠心根の近心部には骨の改善が認められる。一方、3| の垂直性骨吸収は注意が必要である。

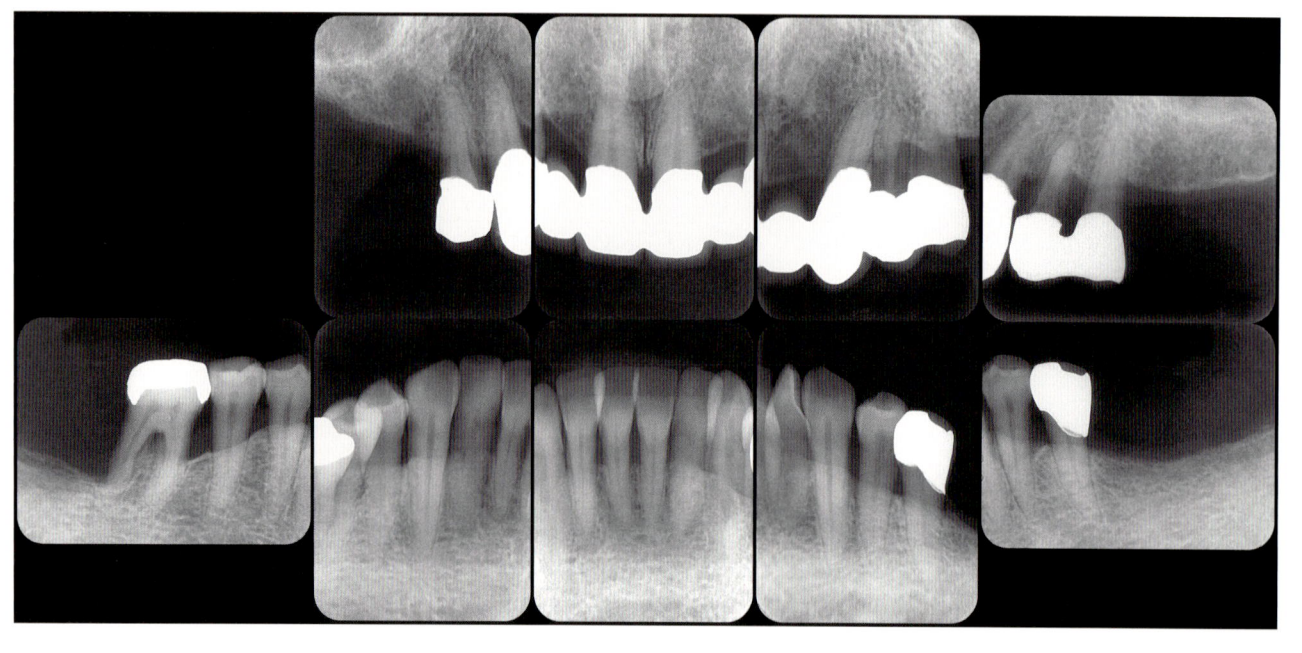

メインテナンスにおける着眼点

図5-6 メインテナンス中に、咬合痛を生じ来院。エックス線写真像からは、歯根全周囲にわたる歯根膜の拡大と、一部プローブが深く挿入できる場所があり、歯根破折と診断し抜歯となった。やはりポストコアの先から破折を生じており、鉤歯の選択には、十分注意が必要である。

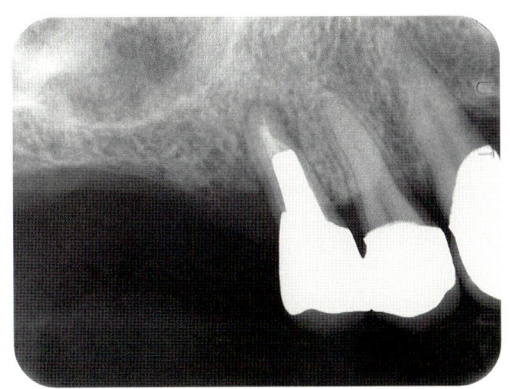

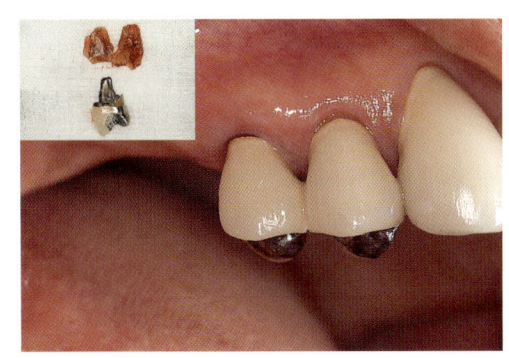

図5-7 当時 3| の近心は、審美的配慮のため歯周外科を行わず、2| 抜歯時にスケーリング・ルートプレーニングで対応した。メインテナンスに入って6年の現在、同部位には患者の最深部のポケット値5mmが存在する。歯槽硬線は確認できるものの、犬歯ガイドとしてもブリッジの支台歯としても重要な役割になるので、十分な管理が必要である。

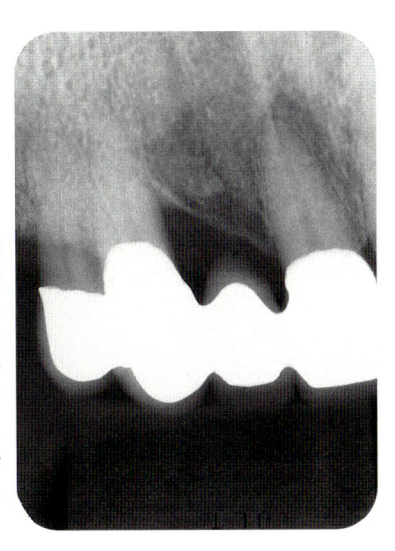

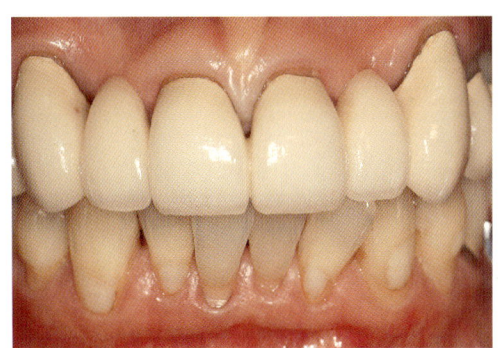

メインテナンス時の歯周チャート

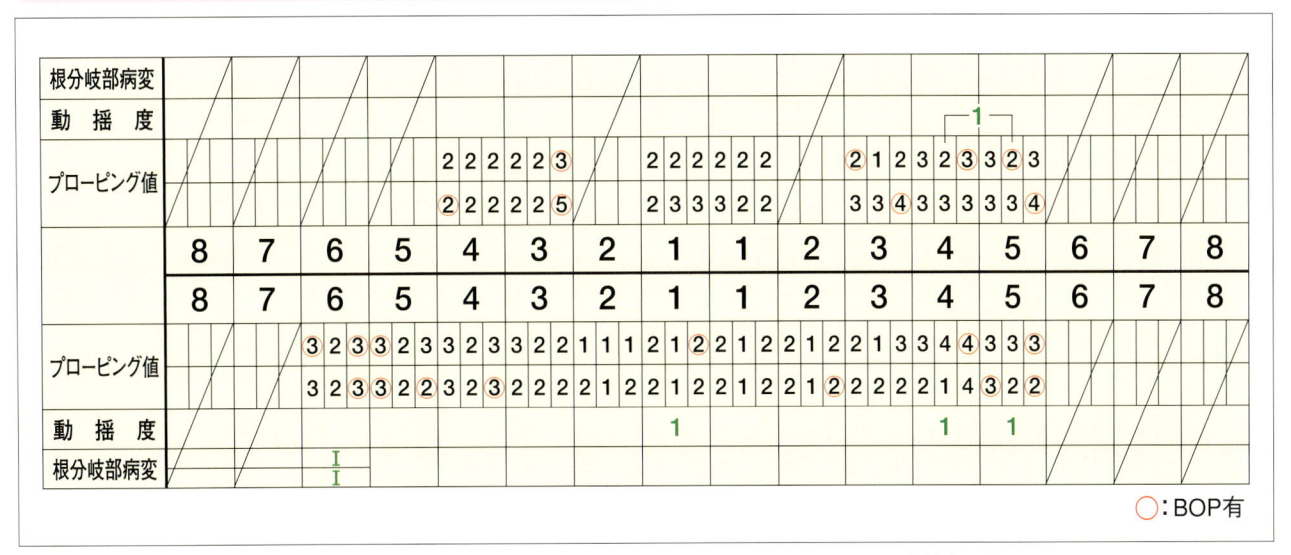

図5-8 プロービング値ならびにBOPの減少が確認できる。しかし、支持骨が少ないため動揺度はある。

6 PART3 症例集
広汎性慢性歯周炎の症例

松田歯科クリニック

初診時の口腔内所見

初診：1997年6月21日（54歳男性）
主訴：8̲|舌側の歯肉の腫脹を主訴として来院し、歯周治療を希望
既往歴：1992年に8̲|の智歯周囲炎で当医院に来院、同部へのプラークコントロールの指導をした

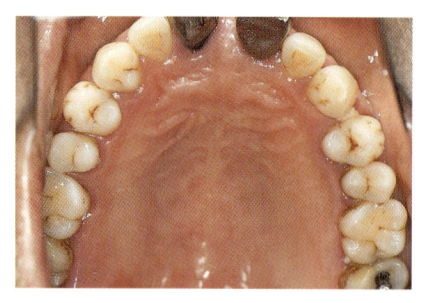

図6-1　歯肉の発赤・腫脹、歯肉の退縮、下顎前歯の叢生と、それに伴う上顎前歯のフレアーアウトが認められる。

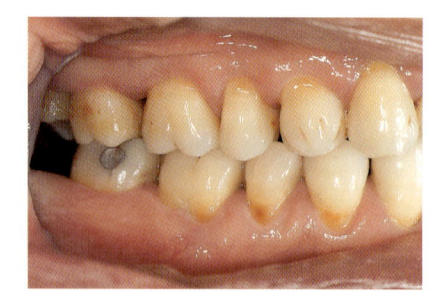

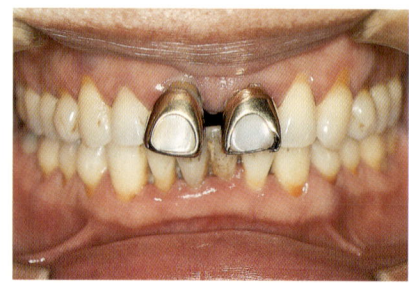

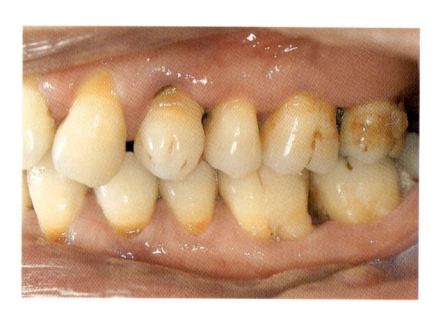

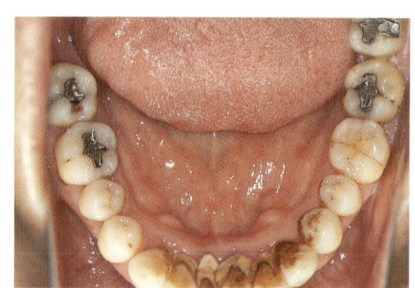

▼図6-2　歯槽骨吸収が全体に進行し、特に上下顎前歯に著明である。また、多量の歯石沈着と臼歯部の隣接面う蝕が認められる。

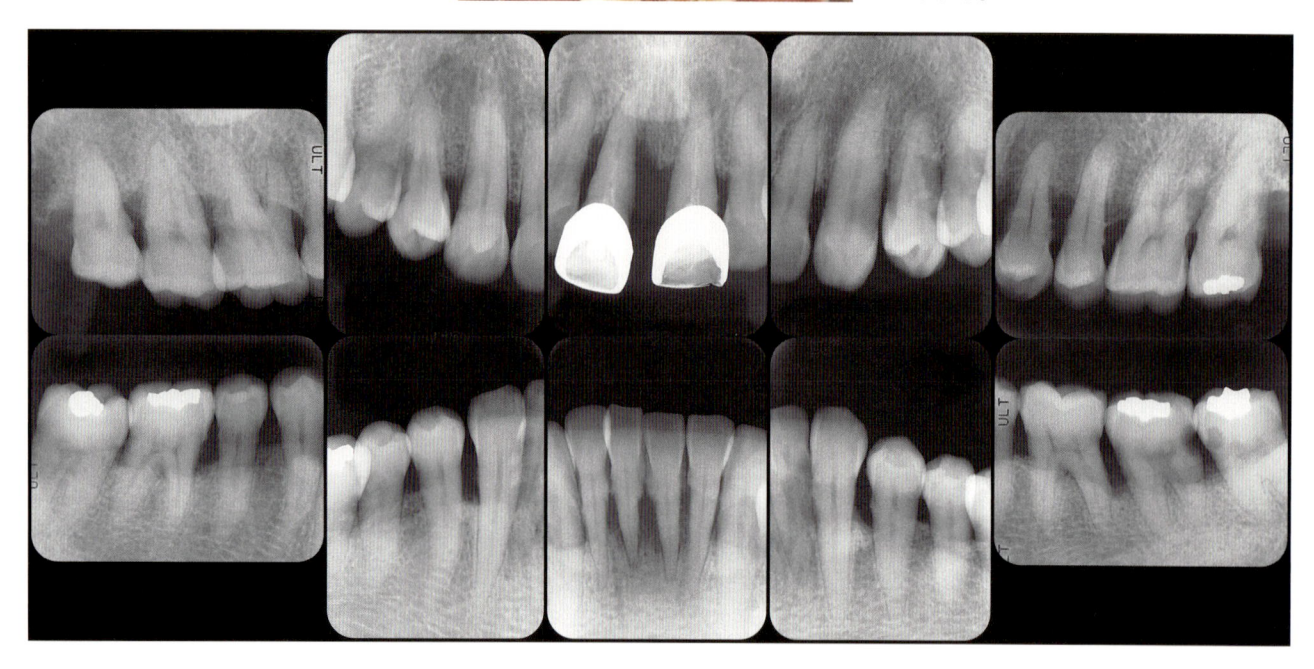

症例の解説

●口腔内写真、エックス線写真からわかること

主訴である 8| は早期に抜歯し、その後口腔内診査を行った。口腔内写真から、全体に歯根の露出が始まり、下顎前歯の叢生も重なり、それによって上顎前歯のフレアーアウトが進んでいる。

エックス線写真像から、歯根長の1/2以上の全体的な水平性骨吸収を確認できる。特に 1| は二次性咬合性外傷による垂直性骨吸収も加っている。対合する 2̄+2̄ は、エックス線写真像からは歯槽骨が薄いので透過像として写っているが、骨レベルの回復の可能性はある。一方大臼歯は、ルートトランクがやや長め、歯根の離開度も小さいので、歯槽骨吸収が進んでいるわりに、まだ根分岐部病変もⅢ度には至っていないようである。以上から、広汎性慢性歯周炎と考えられる。

このような患者の場合、不適合補綴物が少なく水平性骨欠損であるという観点から、歯科衛生士としての技量の発揮できるところで、十分エックス線写真で確認しながら治療にあたってほしい。

●治療のポイント

1）歯科衛生士による基本治療
2） 1| の垂直性骨吸収と、1|1 のフレアーアウトに対する処置
3） 2̄+2̄ の叢生と支持骨が少ないことに対する処置
4）大臼歯部において歯周ポケットが6mm以上あり、また根分岐部病変がⅠ～Ⅱ度あるため、それに対する処置

●治療経過

|8、|8 の抜歯と平行して、歯周チャートとエックス線写真で確認しながら、基本治療を行った。炎症が消退した後に前歯のレベリングを行うことにした。まず |1 を抜歯し、1| は根管治療を行い、1| の抜歯を前提に顎堤を回復させるために、挺出させながらMTMを行った。その後エックス線写真で、骨の修復を確認して抜歯した。大臼歯部においては、根分岐部病変と付着歯肉を考慮しながら、確定的な外科手術を行い、最終的に歯周組織の安定した後に、上顎前歯の補綴処置を行った。

初診時の歯周チャート

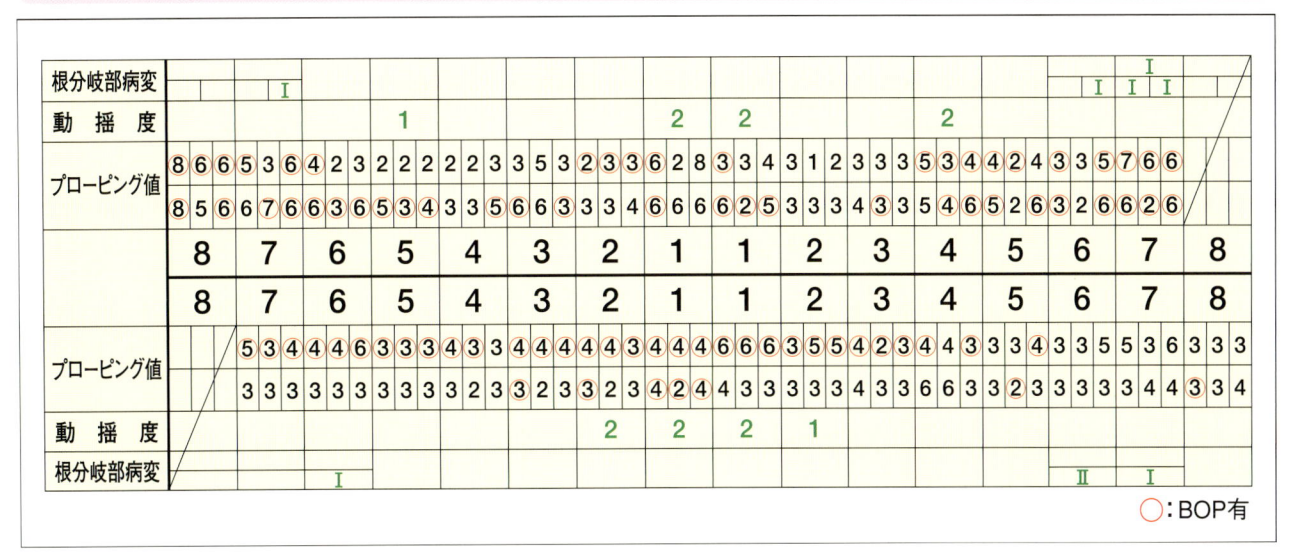

図6-3 深いプロービング値が多数認められる。また動揺度の大きい所が多数あり、保存不可能の歯は想定できる。BOPもほぼ全顎に見られる。

チーム医療に活かす 見る 読む エックス線写真

メインテナンスにどう取り組むか

歯根形態に沿わせた清掃、入念なセルフケアを継続することが大切である。清掃困難な部位の管理、歯肉縁下のプラークコントロールにおいては、プロフェッショナルケアを徹底して行う必要がある。7]、|7、「7の深い歯周ポケットは特に注意すべきポイントであると考える。

歯科医師によって行われた治療（メインテナンス中）
・下顎前歯部の咬合調整
・下顎前歯固定部に脱離がしばしば見られるため、再接着
・化学的プラークコントロール

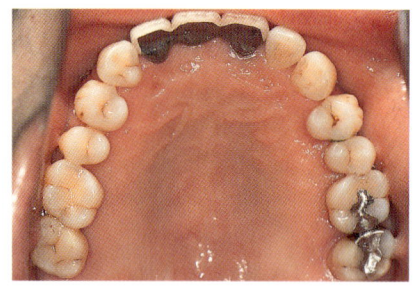

歯科衛生士メインテナンスポイント
・今日までの状態を問診して確認
・要注意歯のプロービング、デブライドメント、全顎のPMTC
・下顎前歯部の保定装置状態確認

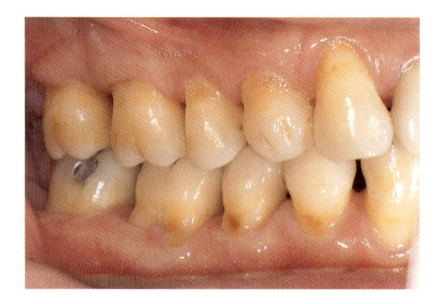

図6-4　初診時より7年経過時の口腔内写真。患者自身のプラークコントロールのレベルも上がり、歯肉が安定してきている。しかし、歯周治療の結果としての鼓形空隙の増大、付着歯肉の幅の減少、歯根露出など注意すべき点は多い。

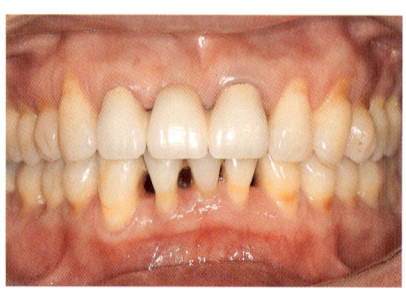

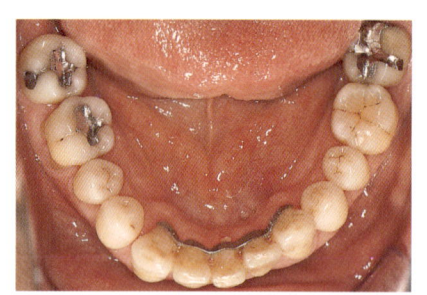

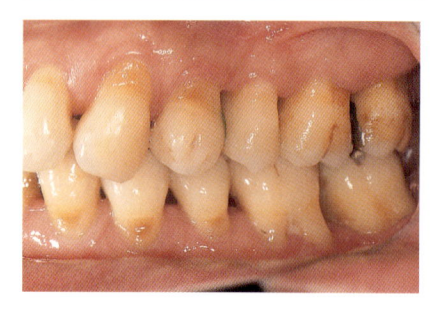

▼図6-5　初診時より7年経過時のエックス線写真像。1|抜歯後の骨レベルは安定しているが、支持骨の少ない部位が多いので歯周病の再発・進行に注意していかなければならない。3ヵ月ごとのメインテナンスであるが、|1に歯石の再沈着も見られる。

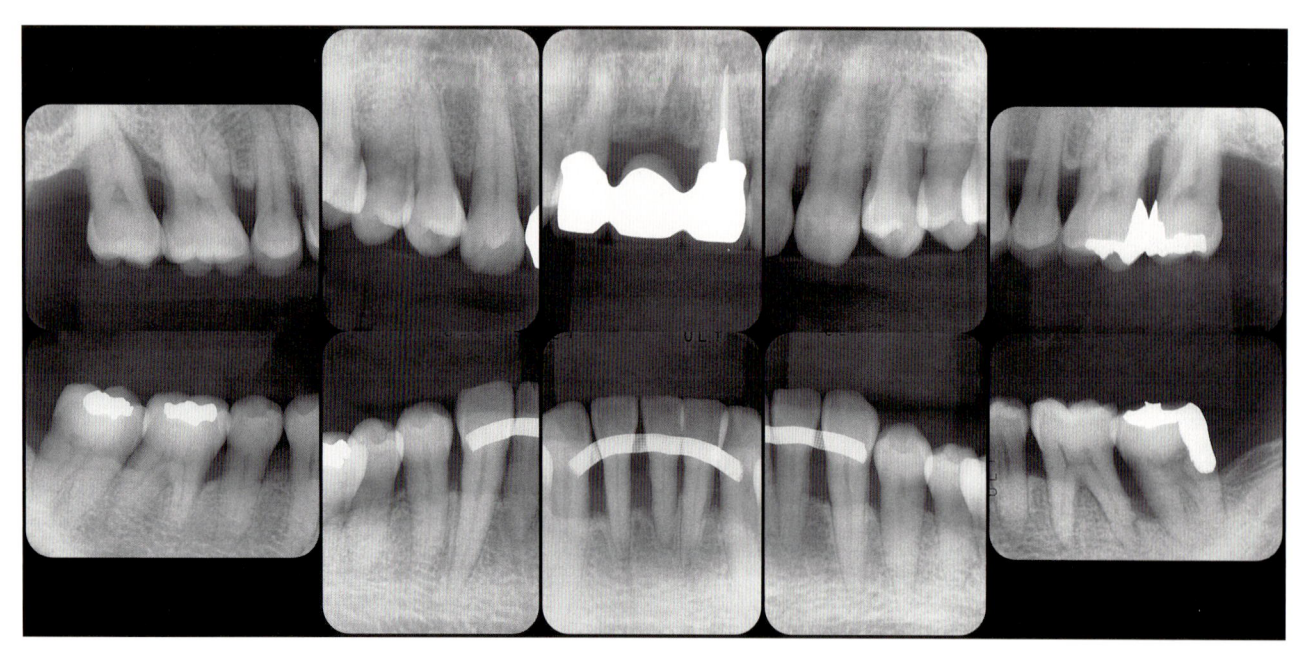

84

メインテナンスにおける着眼点

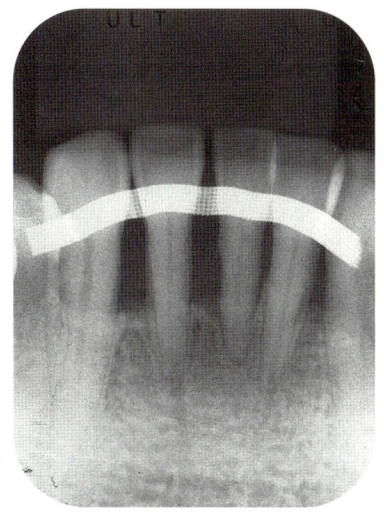

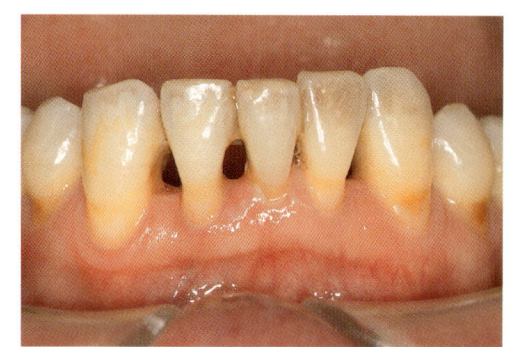

図6-6 6年前に`1`を抜歯し、MTMを行っているが、メインテナンス中に`1`の近心に垂直性骨欠損が認められる。下顎前歯の歯根は陥凹していて、また支持骨が少ないので、より確実なデブライドメントと歯科医師による咬合調整が必要になる。

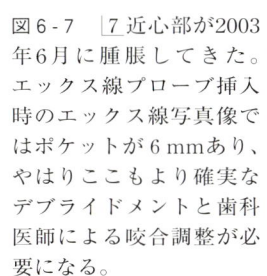

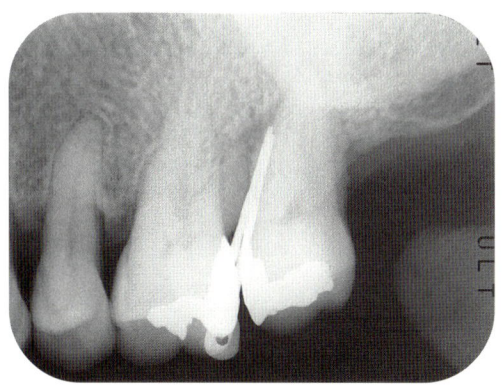

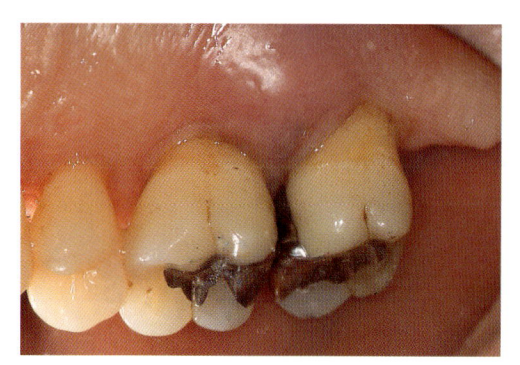

図6-7 `7`近心部が2003年6月に腫脹してきた。エックス線プローブ挿入時のエックス線写真像ではポケットが6 mmあり、やはりここもより確実なデブライドメントと歯科医師による咬合調整が必要になる。

メインテナンス時の歯周チャート

根分岐部病変		I / I I																I	
動揺度			1	1			1				2	2							
プロービング値		3 3 5 2 2 / 3 3 5 3 2	3 2 2 / 3 2 2	3 2 2 / 2 2 2	3 2 1 / 2 2 2	2 2 2 / 2 2 2	2 2 3 / 3 2 3	2 1 2 / 2 2 2	2 2 2 / 2 2 2	2 2 3 / 3 3 4	3 2 3 / 3 2 3	3 2 2 / 3 2 3	4 5 3 / 4 5 3						
	8	7	6	5	4	3	2	1	1	2	3	4	5	6	7	8
	8	7	6	5	4	3	2	1	1	2	3	4	5	6	7	8
プロービング値		4 3 4 / 2 2 2	3 3 / 2 2 2	3 4 2 / 2 2 2	3 2 3 / 1 2 2	3 2 4 / 2 1 2	3 2 3 / 2 1 3	4 3 3 / 4 2 2	2 2 2 / 2 1 2	2 2 5 / 2 2 3	2 3 3 / 2 3 2	3 2 3 / 1 2 3	2 3 5 / 3 3 5	3 4 / 3 3						
動揺度												1	1			
根分岐部病変		I / I									I			

○:BOP有

図6-8 全臼歯部、歯周外科処置を行っており、プロービング値の減少が確認できる。しかし、支持骨が少ないために動揺度が改善されない部位もある。`7`、`7`、`7`番の近心部はチャートからも垂直性の骨欠損が考えられるのでプラークコントロールが重要である。担当歯科衛生士による定期的なデブライドメントを必要とする。

チーム医療に活かす 見る読むエックス線写真

7 PART3 症例集
全顎的な補綴処置が必要な症例

近藤歯科医院

初診時の口腔内所見

初診：2001年1月16日（48歳女性）
主訴：全体的な冷水痛および歯の動揺による咬合不全
既往歴：他院にて歯周治療を受けるが改善されず、紹介により来院

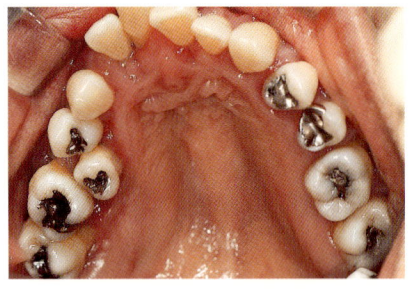

図7-1　全顎的に歯肉の発赤、腫脹が見られ、下顎前歯の叢生、上顎右側臼歯部の歯列不正が見られる。また上顎臼歯歯頸部にかなりの楔状欠損が見られる。

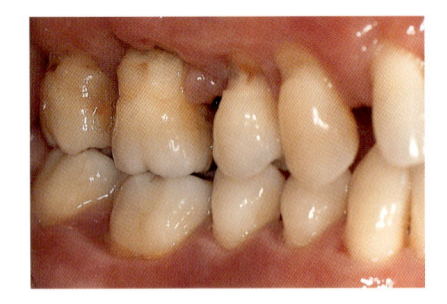

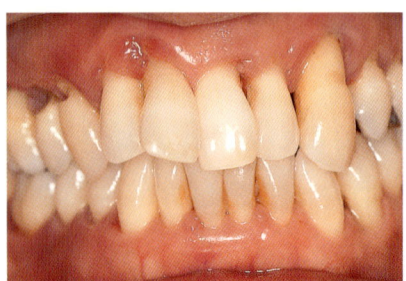

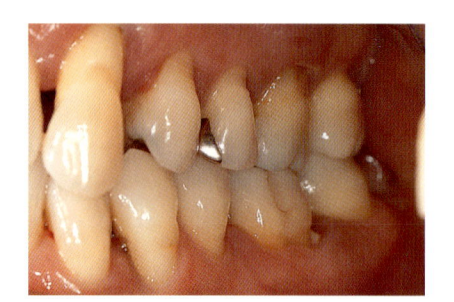

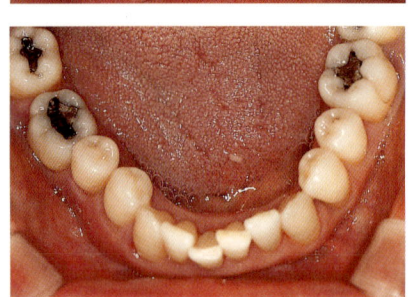

▼図7-2　広範囲に渡る水平的および垂直的な歯槽骨吸収像が見られる。歯肉縁下には多量の歯石の沈着が見られ、大臼歯部には根分岐部病変が認められる。

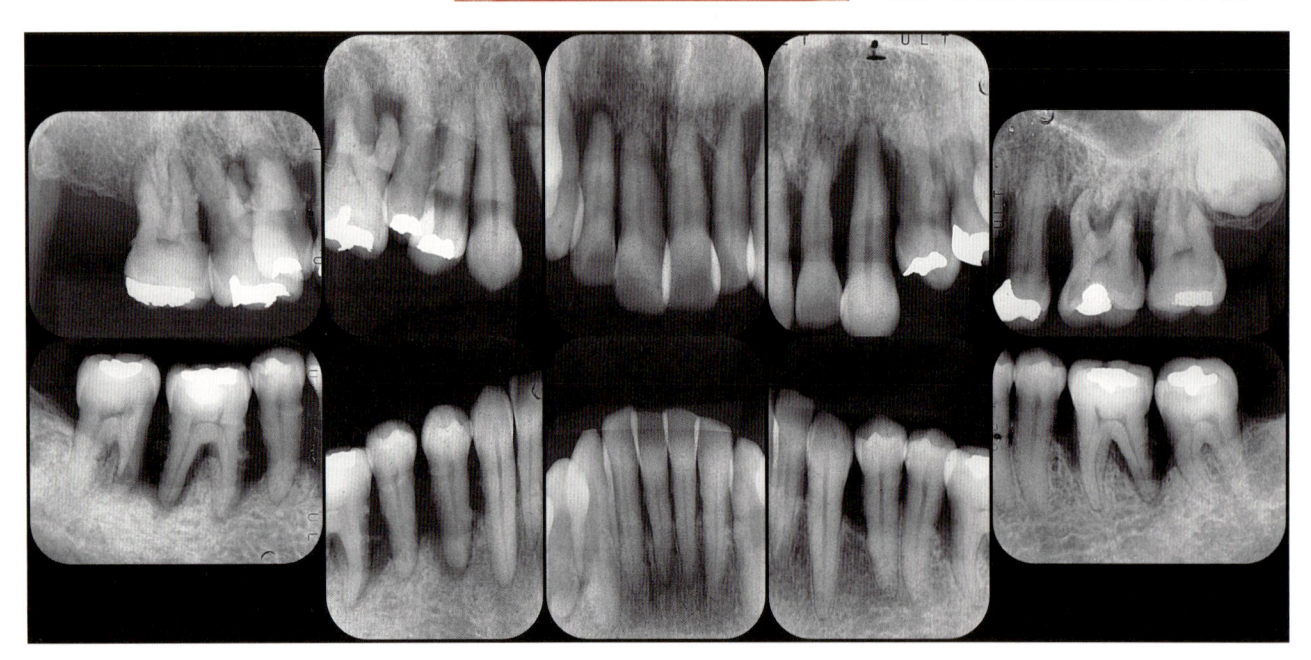

症例の解説

●口腔内写真、エックス線写真からわかること

前医院で受けた歯周治療のためか歯肉の退縮が著しい。エックス線写真像からは根分岐部病変もあり、多量の歯肉縁下歯石が付着していることが確認できる。歯槽骨の吸収は根尖付近にまでおよび重度の歯周疾患であることがわかる。

また口腔内写真から、左右の歯列のバランスの違いが見受けられ、左右犬歯の傾斜にも違いがみられることから、左噛みの様相を呈している。その咬合性外傷により、|3 の歯槽骨吸収が他の部位と比べ著しいものと思われる。また、数歯にわたり深い楔状欠損が存在することからも、咬合に問題の多い症例であることがうかがえる。

●治療のポイント

1）歯科衛生士による基本治療

冷水痛の訴えと審美的な局面から歯肉の退縮を悪化させないために

- オーバーブラッシングとならないためのブラッシング方法および使用器具のアドバイス
- フッ化物配合歯磨剤の効果と有効な使用方法を説明（ホームケアに導入していただく）
- スケーラーの選択を慎重にしたうえで、軟組織や歯根面への不必要なアプローチを防ぐために、エックス線写真と歯周チャートを確認しながらのスケーリング・ルートプレーニング

2）歯科医師による『咬む』ことの改善

患者の強い希望および左右の咬合のバランスを確保（Eichner分類A）し噛み癖の改善をするために、上顎はフルブリッジで対応することとなった。保存できる歯の歯周組織の状態、歯冠-歯根比などを考慮し、抜髄となる歯をできるだけ少なくする。

●治療経過

1）噛みにくいという主訴の改善を図るため、保存不可能な歯（ 6 5 2 1|、|3 6 ）の抜歯と、プロビジョナルレストレーションの装着、咬合調整
2）全顎を6分割してのスケーリング・ルートプレーニング
3）フルブリッジの平行性の確保と患者の冷水痛の訴えにより、やむを得ず|1 2 を抜髄
4）咬合と歯周組織の安定を待ち補綴処置。噛み癖が起きにくいよう左右ガイドのバランスを考え、同等の臼歯部の離開咬合ができるように考慮。

初診時の歯周チャート

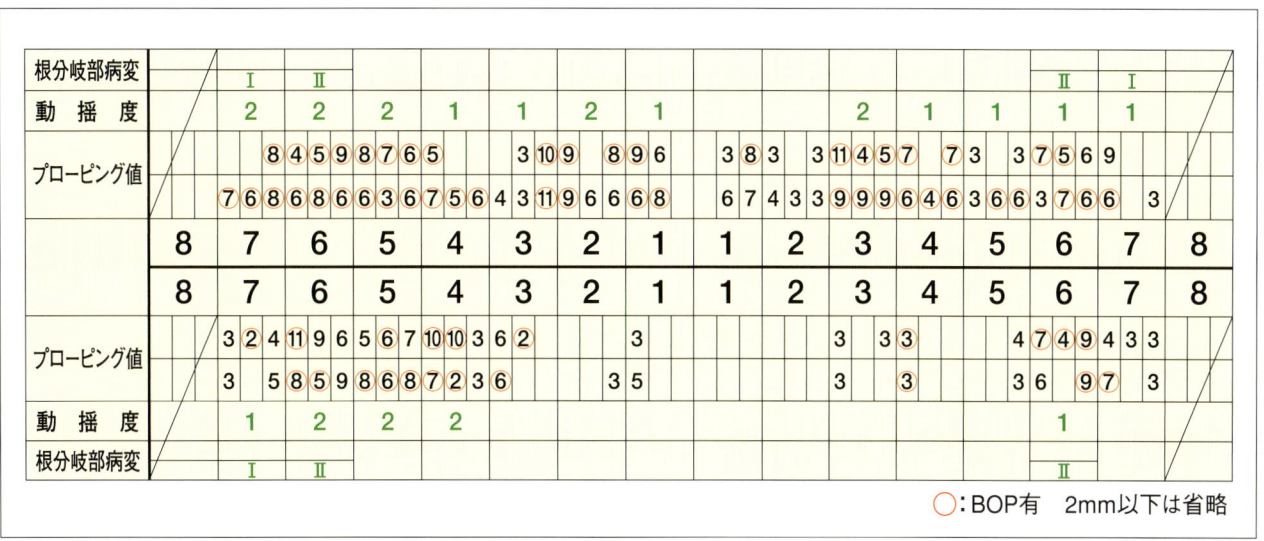

図7-3　下顎前歯部を除くほぼ全顎に6mm以上のポケットと出血があり、大臼歯部においては分岐部病変も認められ、動揺度の大きさから抜歯の判断基準となりうる。

チーム医療に活かす 見る読む エックス線写真

メインテナンスにどう取り組むか

プラークコントロールは良好であるが、4〜5mmのポケットが存在し、プロービング時の出血が存在する部位もある。それらの予後の安定を期待し根面のデブライドメントを行っていく必要がある。また、歯の支持組織のダメージを考慮し、歯科医師による力のコントロールも重要である。

歯科医師によって行われた治療（メインテナンス中）
- 全顎的な咬合の診査と調整
- 7│冷水痛が治まらず、抜髄
- 化学的プラークコントロール

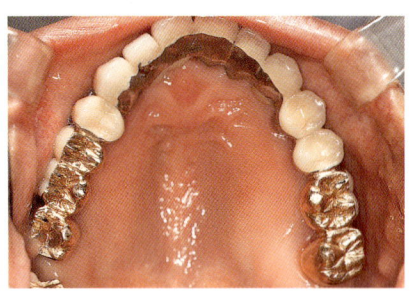

歯科衛生士メインテナンスポイント
- 今日までの状態を問診して確認
- ホームケアの確認
- 深い歯周ポケットの残っている部位のデブライドメント
- PMTC

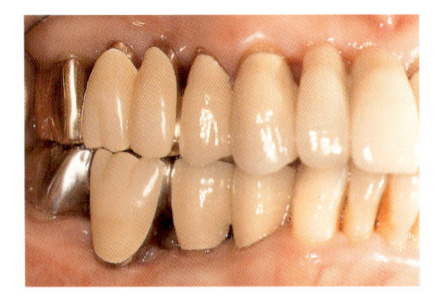

図7-4 初診時より3年経過時の口腔内写真。長い上皮性の付着による治癒形態をとっている部位が多く、再発の危険性を考慮したメインテナンスを行わなければならない。患者のプラークコントロールのみでブリッジ部の細菌叢の後戻りを防ぐことは難しく、歯科衛生士によるサポートも重要である。

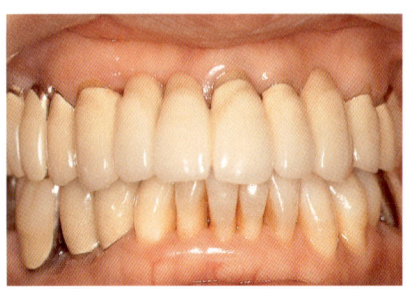

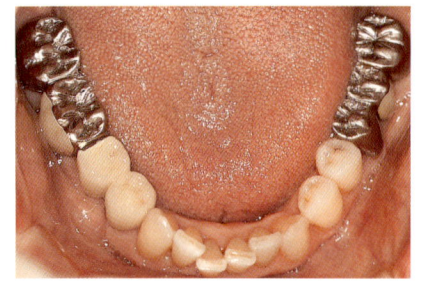

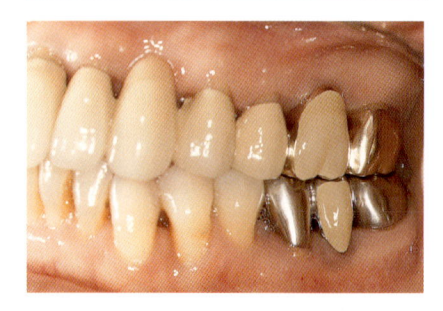

▼図7-5 初診時より3年経過時のエックス線写真。歯槽硬線も明瞭になってきており、歯周組織は比較的安定した状態といえる。しかし補綴はすべてブリッジで対応したため、メインテナンスを行っていくうえで、ブリッジの支台歯、特に咬合支持となっている大臼歯の歯槽骨には、細心の注意が必要となる。

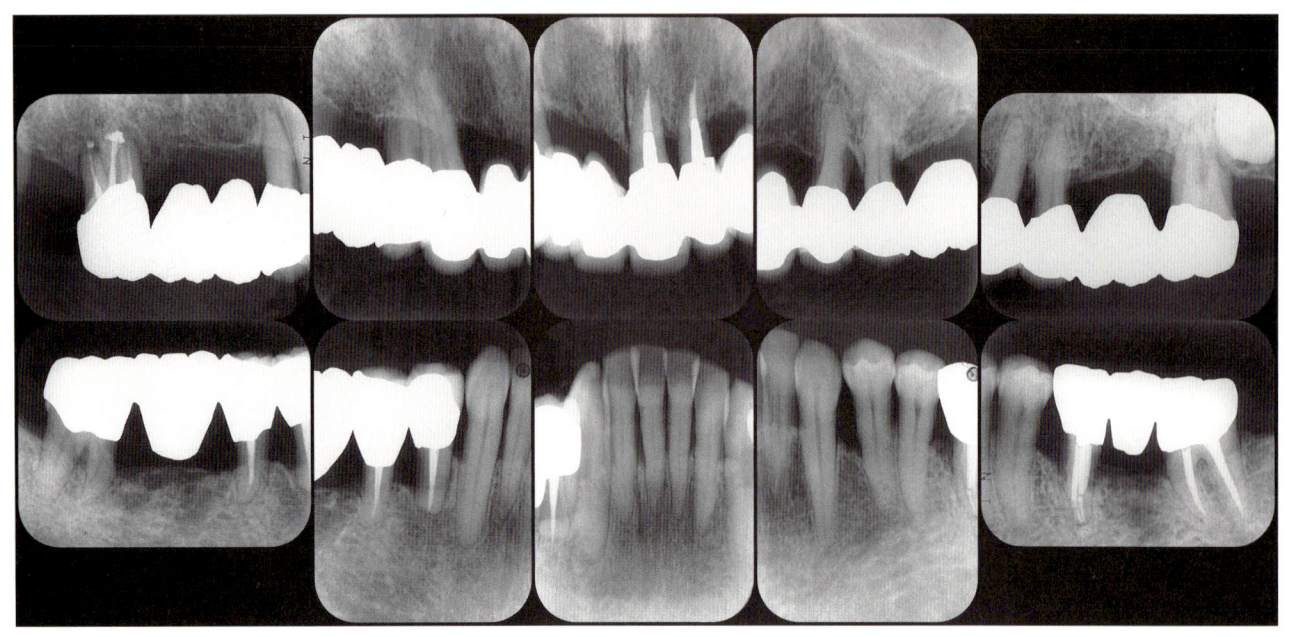

メインテナンスにおける着眼点

図7-6 初診時に 7|7 にともに6mm以上のポケットが存在し、Ⅰ度の根分岐部病変も認められるが、この歯がこのケースにおける補綴上のキートゥースになりうるため、保存することになる。メインテナンス時のプロフェッショナルケアにおける最重要ポイントになる。

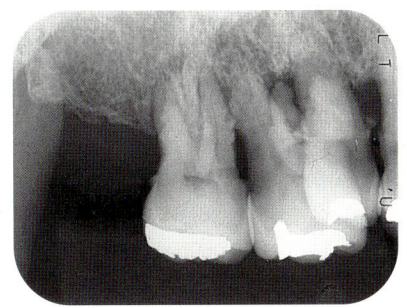

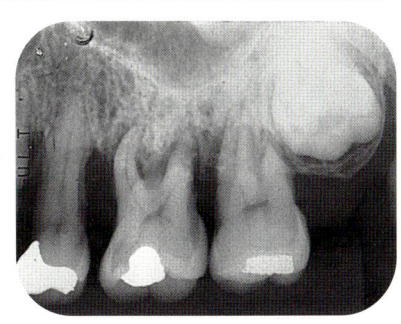

図7-7 約1年半後、5mmのポケットは残ったがスケーリング・ルートプレーニングのみでほぼ炎症は消失した。2ヵ月に一度のメインテナンスで、炎症と力の両面を注意深く診ていきたい。

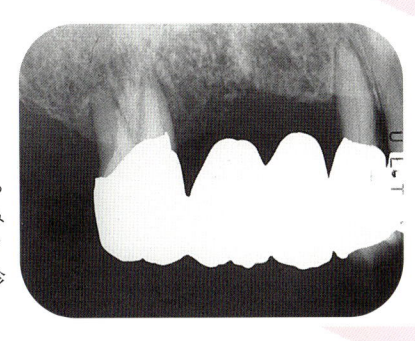

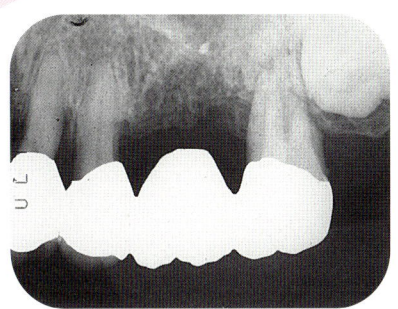

図7-8 約3年後、7| は、冷水痛がおさまらず抜髄となったが、歯周組織は比較的安定した状態といえる。しかし近心に根分岐部病変も存在するため、定期的なエックス線診査、プロービング時の状態、歯間ブラシ挿入時の出血など、悪化の徴候を見逃さないメインテナンスが重要である。

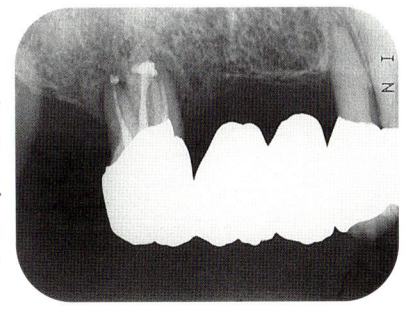

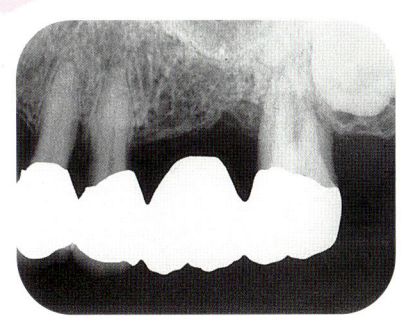

メインテナンス時の歯周チャート

根分岐部病変			Ⅰ												Ⅰ	
動揺度																
プロービング値		5 3 4			⑤3 4 4	3			2 ③	3		3	3	⑤	
	8	7	6	5	4	3	2	1	1	2	3	4	5	6	7	8
	8	7	6	5	4	3	2	1	1	2	3	4	5	6	7	8
プロービング値		3 3 3 ②		3	3				②			3			
動揺度																
根分岐部病変																

○:BOP有　2mm以下は省略

図7-9 軽度の出血は認められるがほぼ炎症は消失した。プロービング値もかなり改善されたが、長い上皮性付着による治癒形態となっているため、今後も注意が必要である。

別冊歯科衛生士
チーム医療に活かす見る・読むエックス線写真

2004年9月10日 第1版第1刷発行
2011年2月28日 第1版第3刷発行

監 修 者	安生　朝子（あんじょう　あさこ）
発 行 人	佐々木　一高
発 行 所	クインテッセンス出版株式会社
	東京都文京区本郷3丁目2番6号　〒113-0033
	クイントハウスビル　電話(03)5842-2270(代表)
	(03)5842-2272(営業部)
	(03)5842-2278(編集部)
	web page address　http://www.quint-j.co.jp/
印刷・製本	サン美術印刷株式会社

Ⓒ 2004　クインテッセンス出版株式会社　　禁無断転載・複写
Printed in Japan　　　　　　　落丁本・乱丁本はお取り替えします
　　　　　　　　　　　　ISBN 978-4-87417-817-1　C3047

定価は表紙に表示してあります

漂白の理論と臨床テクニック

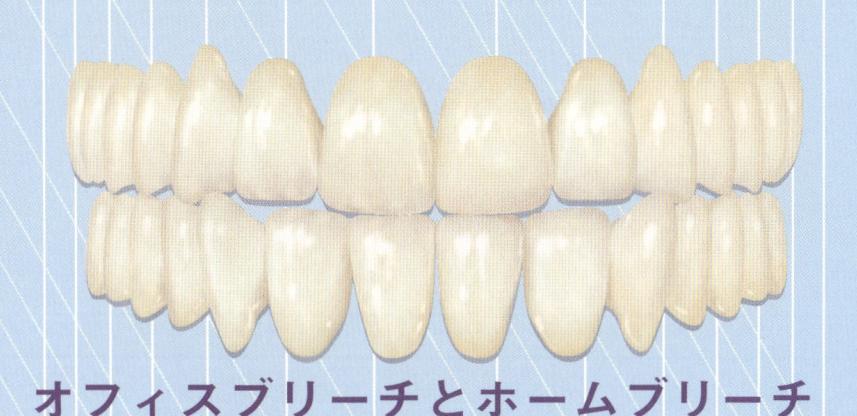

オフィスブリーチとホームブリーチ

口腔の健康意識の高まりや社会生活を送る上での相手に対するエチケット意識などから、好印象を与える白い歯への願望が高まっている。
本書は、漂白の化学的メカニズムをはじめとした基礎理論と有髄変色歯の漂白法、ホームブリーチの臨床術式とともに、これと関連の深いオフィスブリーチや無髄歯の漂白、隣接した処置も解説。
併せて、実際の漂白治療の臨床例を供覧している。

著者

久光 久
昭和大学歯学部齲蝕・歯内治療科 教授

東光照夫
昭和大学歯学部齲蝕・歯内治療科 講師

CONTENTS

序章 漂白法の変遷と現状 ／ 第1章 MIDと歯の漂白 ／ 第2章 歯の変色の原因・診断・処置
第3章 オフィスブリーチ ／ 第4章 無髄歯の新しい漂白法 ／ 第5章 カスタムトレーの製作 ／ 第6章 コンビネーション治療
第7章 第二世代の漂白剤 ／ 第8章 色の後戻りとメインテナンス、安全性 ／ 第9章 EBMと漂白法の今後

●サイズ：A4判変型　●120ページ　●定価：7,350円（本体7,000円・税5％）

クインテッセンス出版株式会社
〒113-0033　東京都文京区本郷3丁目2番6号　クイントハウスビル

別冊 歯科衛生士 THE JOURNAL OF DENTAL HYGIENIST

歯科衛生士のための臨床論文の読み方

歯科二次情報集

監修
豊島 義博
鶴本 明久
島田 達雄

◆**第1部 企画特集 日常臨床の疑問を解決するために**
第1章 疑問の定式化
第2章 はじめての検索〜有名な医学・歯学論文を検索してみよう〜

◆**第2部 EBM初学者のための基礎用語集**
第1章 研究デザインを理解しよう
第2章 エビデンスレベルを知ろう
第3章 NNTを計算してみよう
第4章 用語を覚えよう

◆**第3部 歯科衛生士臨床に活かせる論文抄訳集**
歯周病／う蝕／口腔ケア／その他

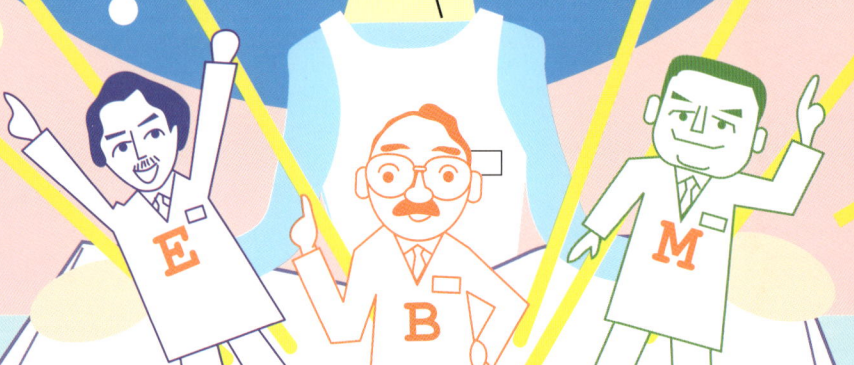

本別冊は、歯科衛生士の日常臨床において、疑問を抱きそうな所や困った時に役立ちそうな臨床論文を、ポイントを整理しながら解説した論文抄訳集です。臨床論文を読む上で必要な着眼点を学びながら、EBMの基礎を身につけるきとができます。

●サイズ：A4判変型 ●132ページ ●定価：2,625円（本体2,500円・税5%）

クインテッセンス出版株式会社
〒113-0033 東京都文京区本郷3丁目2番6号 クイントハウスビル
TEL. 03-5842-2272（営業） FAX. 03-5800-7592 http://www.quint-j.co.jp/ e-mail mb@quint-j.co.jp